健康素养系列丛书

冠心病防治常识

U0891559

丛书主编　邹志江
丛书副主编　刘亦文　万德芝　王少臣
丛书编委　（按姓氏笔画顺序）
万　娟　万德芝　王少臣　卢小凡　付　恺
许乐为　刘亦文　邹志江　陈国安　吴寒冰
杨　冰　欧阳宗保　张　莉　徐雅金　龚小平
黄迅前　曾庆勇　熊　丽　戴岳华　瞿　园

本书主编　罗　伟　吴延庆　姜醒华
本书副主编　陈　红

江西科学技术出版社

前　言

健康是促进人的全面发展的必然要求，是国家富强和人民幸福的重要标志。习近平总书记指出，没有全民健康，就没有全面小康。党的十八届五中全会从协调推进“四个全面”战略布局出发，提出“推进健康中国建设”的宏伟目标，江西省人大十二届五次会议通过的政府工作报告中提出的“推进健康江西建设”，充分体现了党和政府以人为本、执政为民的理念，凸显了党和政府对维护国民健康的高度重视与坚定决心。

随着国家经济的发展，人民生活水平的提高，如何提高国民的健康素养，有效增进国民的健康水平，是迫在眉睫的重大问题，而这个问题的改善需要社会各界有识之士共同努力。

在增进健康的努力中，人们往往过分依赖于医生、药物和医疗设施，却很少重视自身在增进健康中的主导作用，常常自叹工作忙而忽视自我保健，以致产生许多本来可以预防和避免的疾病；部分本来可以根治的疾病，也因此失去了治疗良机，导致健康水平的降低。在日常生活中，有些人被疾病折磨了几十年，仍对自己所患的疾病一无所知，或者知之甚少，把疾病康复的希望全部寄托在医生身上。实际上，医生并不是疾病预防和康复的主体，真正的主体是自己。就拿冠心病来讲：高胆固醇饮食、吸烟、肥胖、高血压和紧张情绪等均是引起和加剧冠心病的危险因素，而这些心理和行为因素都属于可以通过行为方式的改变而消除的危险因素。至于疾病的康复手段和方法，除了药物外，诸如运动、饮食等养生保健方法，更是医生所替代不了的。

依靠自己的主观努力，积极采取一切可以促进健康的自我保健方法，积极配合医生，同不健康、虚弱、疾病、衰老作斗争已越来越被人们所重视。另外，随着国家医疗体制改革进一步深化，医疗保险制度的普及和完善，人们迫切需要一套能比较系统、全面指导预防、医疗、保健、康复的医学科普书籍。为此，我们组织医学专家撰写了这套《健康素养系列丛书》，力求以通俗易懂的文字，把人们日常生活中最常见而又容易忽视的健康知识奉献给关心和爱护健康的人们。

《健康素养系列丛书》为人们防治常见病、慢性病提供了行之有效的自我保健方法，对提高生活质量作了精辟论述，是一套有别于医学专业书籍的新颖的科普知识系列读本。本丛书面向基层，面向群众，通过阅读，使读者能在自己的努力下，进行自我强身，以增强体质，减少疾病；一旦患病，以利尽早发现，及时治疗，早日康复，将疾病带来的损害降至最低限度；讲究实用，力求做到易读、易懂、易操作。一书在手，犹如请了一位家庭医学顾问。

限于水平与时间，本套丛书不足之处在所难免，望广大读者批评、指正。

目录
CONTENTS

第一章　认识冠心病

1　你认识冠心病吗　/ 002
2　代谢综合征是怎么回事　/ 004
3　吸烟与冠心病有何关系　/ 006
4　冠心病可防可控，你知道吗　/ 008
5　冠心病一级预防，你知道多少　/ 010
6　什么是冠心病二级预防　/ 012
7　哪些女性容易罹患冠心病　/ 014
8　抑郁症与冠心病有何关系　/ 016
9　冠心病患者伴发抑郁症应如何面对　/ 018
10　冠心病对身体有何危害　/ 020
11　冠心病有哪些类型及临床症状　/ 022
12　什么样的胸痛可能是心绞痛　/ 024
13　心绞痛常见的 3 种诱因是什么　/ 026
14　冠心病有哪些不典型表现　/ 028
15　怎样尽早发现冠心病　/ 030
16　你知道无症状性心肌缺血吗　/ 032
17　引起冠心病的危险因素有哪些　/ 034
18　中老年人后半夜突发胸闷应警惕什么　/ 036

19 为何没有心绞痛的冠心病更危险 / 038
20 气候变化与冠心病有何关系 / 040
21 冠心病与心脏性猝死有何关系 / 042
22 冠心病患者如何预防猝死 / 044
23 冠心病与肥胖有何关联 / 046

第二章　血脂异常与冠心病的关联

1 你了解血脂的基本概念吗 / 049
2 血脂异常有哪些类型 / 051
3 血脂异常偏爱哪些人群 / 053
4 血脂异常对机体有何危害 / 055
5 你了解餐后高血脂吗 / 057
6 血脂异常患者生活保健应注意什么 / 059
7 血脂异常患者如何在家进行食疗 / 062
8 只要长期吃素就能降低血脂吗 / 064
9 服用调脂药物应注意哪些事项 / 066
10 儿童血脂异常咋办 / 068
11 女性绝经后血脂异常有何特征 / 070
12 血脂异常与冠心病有何关联 / 072

第三章　心肌梗死与冠心病的关联

1 急性心肌梗死是怎么回事 / 075
2 急性心肌梗死在家中如何紧急处理 / 077

3　为什么急性心肌梗死患者伴打呼噜要小心　/ 079
4　急性心肌梗死患者护理事项有哪些　/ 081
5　你知道早晨是心梗发病的“魔鬼时段”吗　/ 083
6　夜间突发心梗，如何尽早进入急救绿色通道　/ 085
7　无痛性心肌梗死的症状有哪些　/ 087
8　为什么要重视青年心肌梗死　/ 089
9　急性心肌梗死患者出院应注意什么　/ 091

第四章　冠心病常见的手术治疗

1　冠心病介入治疗的术后护理需注意什么　/ 094
2　何为冠状动脉造影术　/ 096
3　何为冠状动脉 CT 血管造影术　/ 098
4　什么是冠脉成形术与支架植入术　/ 100
5　冠心病患者植入支架后应注意什么　/ 102
6　冠状动脉造影诊断心肌桥是怎么回事　/ 104
7　何谓冠状动脉搭桥术　/ 106
8　冠状动脉搭桥术适用于哪些冠心病患者　/ 108
9　做冠状动脉搭桥术应注意什么　/ 109

第五章　冠心病常见的药物治疗

1　冠心病的药物治疗有哪些　/ 112
2　防治冠心病心绞痛如何合理用药　/ 114
3　什么是冠心病的抗血小板治疗　/ 116

4 冠心病患者血脂不高为何不能自停调脂药 / 117
5 如何合理使用硝酸甘油治疗心绞痛 / 119
6 你了解硝酸甘油喷雾剂吗 / 121
7 你了解血脂康胶囊吗 / 123
8 如何正确使用速效救心丸 / 125
9 为何银杏叶不宜盲目滥用 / 127
10 复方丹参滴丸如何合理应用 / 129
11 你了解麝香保心丸吗 / 131
12 服用氯吡格雷应注意哪些事项 / 133

第六章 冠心病患者的日常护理

1 防治冠心病应如何合理膳食 / 136
2 对于冠心病患者猝死，家庭如何救治 / 138
3 如何避免不良情绪诱发冠心病发作 / 140
4 患者发生心绞痛怎么办 / 142
5 冠心病患者午睡如何才算合理呢 / 144
6 冠心病患者参加体育运动要注意什么 / 146
7 冠心病急救药盒怎样使用 / 148

第一章

认识冠心病

1 你认识冠心病吗

冠状动脉粥样硬化性心脏病简称“冠心病”，中医学称“胸痹”，是一种常见的心脏病。它是指因冠状动脉狭窄、供血不足而引起的心肌机能障碍和（或）器质性病变，故又称“缺血性心脏病”。

医学研究发现，冠状动脉是供给心脏养分的主要动脉，起于主动脉，分左冠状动脉和右冠状动脉两条，环绕在心脏的表面。心脏的形状如一倒置的、前后略扁的圆锥体，如将其视为头部，则位于头顶部、几乎环绕心脏一周的冠状动脉，恰似一顶“王冠”，这就是冠状动脉名称的由来。

人体各组织器官要维持其正常的生命活动，需要心脏不停地搏动，以保证血液运行。而心脏作为一个泵血的肌性动力器官，本身也需要足够的营养和能源。供给心脏营养的血管系统就是冠状动脉和静脉，也称冠脉循环。正常情况下，它对血液的阻力很小，小于总体冠状动脉阻力的5%。从心外膜动脉进入心壁的血管，一类呈丛状分散，支配心室壁的外、中层心肌；一类垂直进入室壁，直达心内膜下（即穿支），直径几乎不减，并在心内膜下与其他穿支构成弓状网络，然后再分出微动脉和毛细血管。丛支和穿支在心肌纤维间形成丰富的毛细血管网，供给心肌血液。由于冠状动脉在心肌内行走，显然会受到心肌收缩挤压的影响，也就是说，心脏收缩时，血液不易通过，只有当其舒张时，心脏方能得到足够的血液流量，这是冠状动脉供血的特点。

近年来，冠心病发病率逐年增多，已成为人们耳熟能详的一种疾病。冠心病传统的诊断方法主要是根据症状、心电图、血脂、运动负荷试验和心脏超声等，但是敏感性和特异性不高，如自主神经紊乱、心肌肥厚、心肌炎等原因引起的心电图改变常被误诊为冠心病，引起不必要的精神紧张和经济负担。而冠状动脉狭窄到相当大的程度（70%～75%）才可能引起不适和心电图改变，常规的诊断手段会造成很多的冠心病患者漏诊。目前，冠状动脉造影已成为冠心病诊断的“金标准”。

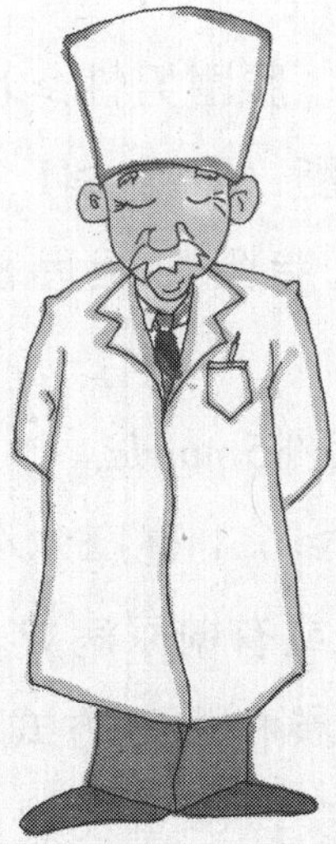

2 代谢综合征是怎么回事

代谢综合征是指一系列代谢紊乱和心脑血管危险因素的聚集，是近年来被认识到的一种临床症候群。

目前公认，代谢危险因素会导致动脉粥样硬化的血脂异常和血糖升高。已知代谢综合征患者是发生心脑血管疾病的高危人群，与非代谢综合征者相比，其患心血管病的危险和发生 2 型糖尿病的危险均显著增加。

新的研究资料表明，具备以下 3 项或 3 项以上的判定为代谢综合征：

①腹部肥胖：腰围男性≥90 厘米，女性≥80 厘米。

②血甘油三酯（TG）≥1.70 毫摩尔/升。

③血高密度脂蛋白胆固醇（HDL－C）＜1.04 毫摩尔/升。

④血压≥130/85mmHg。

⑤空腹血糖≥6.1 毫摩尔/升，或餐后 2 小时血糖≥7.8 毫摩尔/升，或有糖尿病史。

随着经济发展和生活方式的改变，代谢综合征的患病率逐渐增高。美国调查发现，20 岁以上人群中代谢综合征的患病率为 23.7%；中国流行病学调查发现，代谢综合征的患病率为14%～16%，并随年龄增加而增高。如前所述，代谢综合征既然是多种心血管危险因素的集合，其致心脑血管疾病风险的强度必然较高。

据报道，代谢综合征人群患心脑血管疾病概率较一般人群高2～3倍。代谢综合征的主要临床结局是糖尿病和冠心病，腹型肥胖人群患糖尿病的概率较一般人群高3.3倍、患高血压的概率高2.9倍。专家提议，应传播遵守腰围“男腰90、女腰80”这一健康守则。

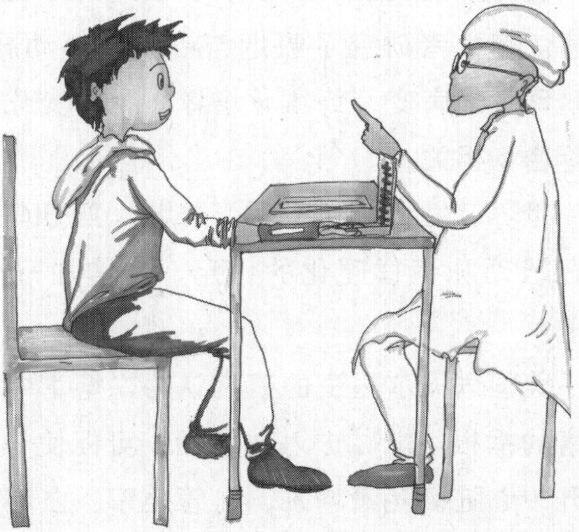

3 吸烟与冠心病有何关系

2012 年，原卫生部发布我国首部《中国吸烟危害健康报告》。报告称，全球每年因吸烟死亡的人数高达 600 万，我国每年有 120 万，成年男性吸烟率达 52%。

流行病学调查资料表明，吸烟对心血管有相当大的危害。有学者研究了吸烟与心肌内小动脉损伤的关系，发现动脉壁病变（纤维化增厚、粥样变化、钙化等）与吸烟密切相关。

世界卫生组织（WHO）指出，吸烟与营养过度有促使冠状动脉粥样硬化的作用，可增加冠心病猝死的发生率。

美国达贝尔医生的研究认为，烟草中的烟碱是造成危害的祸根。烟碱进入血液后，可促使心跳加快、血压上升、心脏氧耗量增加、血管痉挛、血液流动异常以及血小板的黏附性增加。此外，吸烟时产生的一氧化碳，在血液中与血红蛋白分子的结合比氧气快，从而可使红细胞携带和传递氧气的能力降低 20% 左右。根据上述不良影响，男性吸烟者相较非吸烟者，冠心病的发病率高出 3 倍。此外，吸烟还是引发心绞痛和突然死亡（猝死）

的重要原因。

另外，吸烟的危害还有:

①剧烈的下肢疼痛，出现间歇性跛行症。这是由于下肢血管缺血造成的。

②病变如果发生在脑部血管，将会导致脑梗死，出现偏瘫。

③可使肾上腺释放出肾上腺素和去甲肾上腺素，能兴奋交感神经，收缩血管，引起高血压和心律失常等。

由此可见，吸烟对心血管是有害的，是促发冠心病和高血压的高危因素。因此，戒烟对保护心血管功能、防治心血管病有着十分重要的意义。

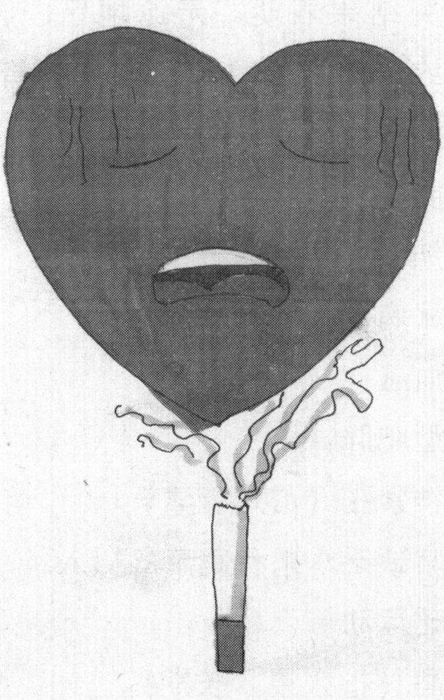

4 冠心病可防可控，你知道吗

2004 年欧洲心脏病学术会议上公布了一项重大研究成果，证明冠心病是可以预防和控制的。此项研究共有全球 52 个国家参与，是一项包括 15152 例急性心肌梗死患者（含我国提供的 4000 病例在内）的大规模调查研究。

该研究结果表明，无论地区、国家、种族、性别、年龄，大约 90% 的急性心肌梗死患者可通过下列 9 种传统危险因素进行预测：

①血脂异常；

②吸烟；

③糖尿病；

④高血压；

⑤腹型肥胖；

⑥精神紧张（心理因素）；

⑦日常缺乏水果和蔬菜的摄入；

⑧缺乏运动；

⑨饮酒（指大量、长期）。

该研究还发现：即使是极轻度的吸烟和血脂异常，

也会导致伴发急性心肌梗死的概率显著增高。这就意味着，通过改变生活方式，人类能够预防大多数的急性心肌梗死。

冠心病严重威胁着人们的健康，也加重了家庭和社会的负担。因此，积极防控冠心病，已是刻不容缓。

研究资料表明，冠心病起病于 18 岁以前的幼年、青少年期。因此，应从一级预防（对未患病者的预防）开始，使广大青少年养成健康文明的生活习惯，不吸烟、不酗酒，远离不健康食品，合理安排膳食，加强体育锻炼。对已患冠心病者，积极进行二级预防（防止冠心病的复发和加重），依然为时不晚。

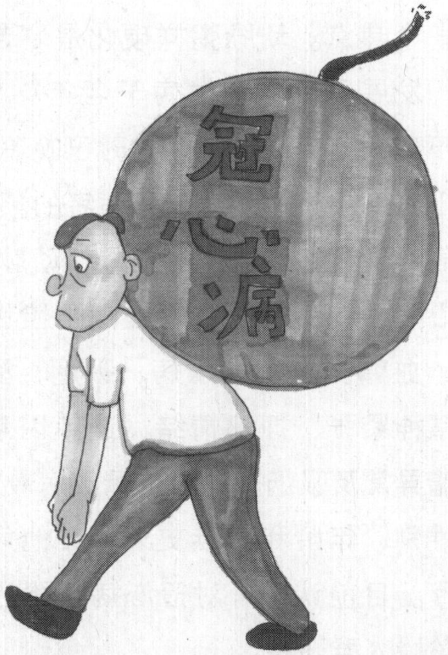

5 冠心病一级预防，你知道多少

国内外调查研究表明，动脉粥样硬化开始于幼年。美国一项研究发现，在无心脏病的人群中，小于20岁者有17%存在动脉粥样硬化。这就是说，冠心病的一级预防应从幼年、青少年抓起。预防冠心病已日益成为人们关注的一个热点。动脉粥样硬化是“起源于少年，根植于青年，发展于中年，发病于老年”的慢性病理过程，等到“瓜熟蒂落”时才抓，为时已晚。

冠心病一级预防（对未患病者的预防），主要是针对冠心病危险因素的防控，防止冠状动脉粥样硬化的发生，消灭冠心病于萌芽状态。冠心病危险因素众多，主要有高血压、血脂异常、糖尿病、吸烟、酗酒、肥胖、缺少运动、精神紧张、抑郁情绪、遗传因素等。其中，高血压、血脂异常及吸烟被认为是冠心病最主要的3个危险因素。除性别、年龄和家族史外，其他危险因素都可以预防和治疗。目前认为，对冠心病危险因素的防治应针对不同年龄段人群开展。

①幼年期：应避免危险因素的形成。教育儿童培养健康的生活方式和良好的饮食习惯。不偏食、不挑食；

少吃肥肉、内脏；多吃蔬菜、水果；多吃豆类制品；远离不健康食品；注意劳逸结合；参加体育运动；不玩刺激电子游戏等。父母有冠心病者更应重视。

②青少年期至成年期：应预防和控制危险因素。除与幼年期预防方法相同外，应自觉遵循“健康四大基石”——“合理膳食、适量运动、戒烟限酒、心理平衡”的原则。并做到：

首先，控制血脂。坚持“早餐吃好、中餐吃饱、晚餐吃少”的原则。已有研究发现，晚餐经常吃得丰盛且爱吃荤食者，血脂较常人高3~4倍。

其次，控制体重。青少年应坚持每周运动4~5次，每次30~45分钟。我国一项对10万人群8年跟踪的研究发现，如果每顿少食2口饭或3个饺子，就可以8年保持体重不变。

再次，避免过劳，舒缓紧张和抑郁情绪，制订合理作息时间，早睡早起，避免熬夜，不沉迷网络游戏，睡前不看恐怖小说和电视。

最后，监控血压、定期检测，并控制血压于合适水平。

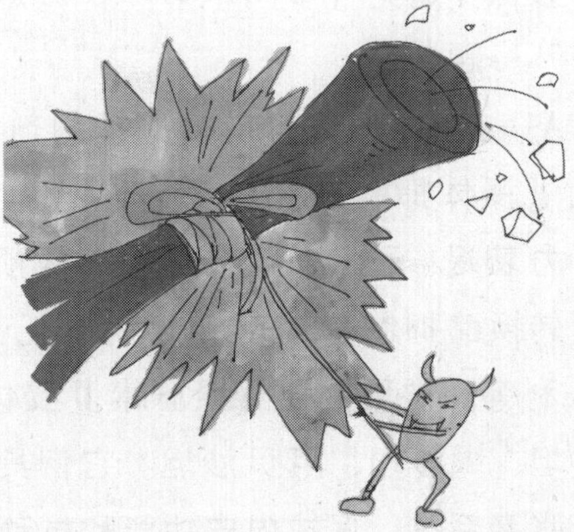

6 什么是冠心病二级预防

冠心病二级预防是指对已患冠心病者采取措施，防止冠心病的复发和加重，提高全社区冠心病的早期检出率，加强治疗，防止病变发展并争取其逆转。

有人认为，除了对冠心病危险因素的防控外，还应执行冠心病二级预防“AABC 方案”。此方案有四类代表药物，现简介如下：

①A——阿司匹林（Aspirin）：业已证明，阻止血小板聚集是防控冠心病的措施之一。小剂量的阿司匹林具有抑制血小板聚集的作用，可产生抗血栓效果。一般剂量为每天 100 毫克（参阅本书“什么是冠心病的抗血小板治疗”一题）。

②A——血管紧张素转换酶抑制剂（ACEI）及血管紧张素Ⅱ受体抑制剂（ARB）：专家推荐此药用于高血压、心力衰竭、冠心病的治疗和二级预防。常用的血管紧张素转换酶抑制剂（ACEI）有卡托普利、贝那普利、依那普利等。常用的血管紧张素Ⅱ受体抑制剂（ARB）有氯沙坦、缬沙坦、厄贝沙坦。它们具有调节肾素——血管紧张素系统、保护内皮功能和抗动脉粥样硬化的作

用，能显著降低冠心病和高血压患者的心血管疾患风险。

③B——β受体阻滞剂（β－receptor blocker）：研究证实，此药具有降低心肌需氧量，产生抗心绞痛、抗缺血的作用，还可预防冠状动脉内斑块的破裂。它在急性心肌梗死后的二级预防中有着重要地位，可显著减少患者的再梗死率、猝死率和总死亡率。临床常用的有美托洛尔、比索洛尔等。

④C——降低胆固醇药物：研究确认，降低血清总胆固醇（TC）、甘油三酯（TG）和低密度脂蛋白胆固醇（LDL－C），能减慢动脉粥样硬化的进程，降低冠心病的复发率和病死率。血清总胆固醇（TC）每降低1%，冠心病的发生率可降低2%。调脂药常用的是他汀类，如辛伐他汀、阿托伐他汀和天然调脂药血脂康胶囊等。

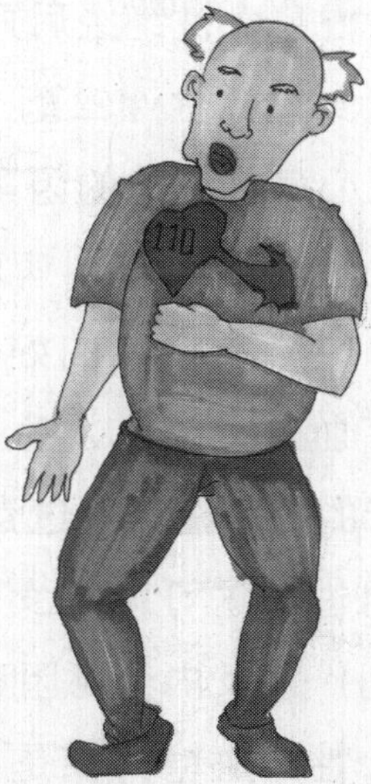

7 哪些女性容易罹患冠心病

医学研究发现，女性冠心病的危险因素基本与男性相同，但也有其影响发病及预后的特点。女性的卵巢产生雌激素和孕激素，在绝经期前几年，激素的分泌量减少，此时女性冠心病的风险开始增加，直到60岁与男性冠心病的风险已等同。与男性相比，女性患冠心病对生命的威胁大于男性。那么，哪些女性容易罹患冠心病呢?

①绝经后女性：女性绝经后冠心病发病率明显增加。

②血脂异常女性：甘油三酯（TG）增高对于女性来说，很可能是冠心病最危险的因素。

③高血压女性：罹患冠心病的女性中有40%～80%合并高血压，急性心肌梗死的妇女血压升高者也较男性为多。女性患高血压后，其发生急性心肌梗死的相对危险为血压正常者的3.5倍。不过女性对高血压不利影响的耐受能力强于男性，这可能与女性的其他危险因素发生率较低（如吸烟）以及内分泌因素等不同于男性有关。

④糖尿病女性：血糖升高是女性发生冠心病特别重要的危险因素。有学者认为，如果女性发生糖尿病，则其预防动脉粥样硬化的可能性几乎全部丧失。女性患糖

尿病后，发生冠心病的危险增加3倍。另据报道，70岁以上的女性罹患糖尿病后，心血管病的死亡率较无糖尿病者增加5.3倍。

⑤吸烟女性：不论是主动吸烟还是被动吸烟，都会对女性心血管系统造成极大的损害。吸烟会引起心血管脂肪沉积和动脉粥样硬化，导致急性心肌梗死和心脏性猝死。吸烟使女性发生冠心病的危险增加5倍，每日吸烟超过35支者则增加10倍。近年我国女性吸烟者明显增多，女性吸烟者急性心肌梗死者中的所占比例高于自然人群，更应引起重视。

⑥肥胖女性：有研究者于20世纪70年代（1976年）开始对美国的115886例30~55岁的女性做了8年的追踪观察，研究结果显示，体重指数与冠心病的发生率呈正相关，从而强调肥胖是女性冠心病的危险因素。中度肥胖的女性，较身材瘦小、体重指数低于平均值的女性发生冠心病的危险增加30%。

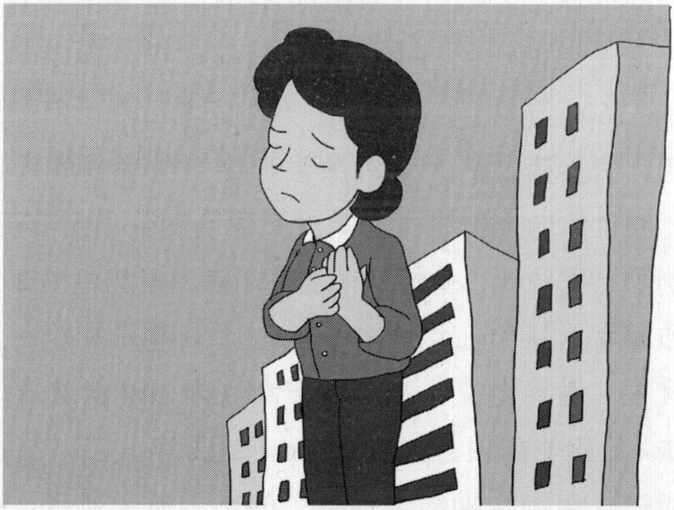

8 抑郁症与冠心病有何关系

近年大量流行病学研究表明，抑郁症（俗称“心灵感冒”）与冠心病之间存在关联性，被认为是冠心病的另一种重要危险因素。研究发现，伴有抑郁症的冠心病患者发生急性心肌梗死及心脏性猝死的危险性显著增加，其发生率是无抑郁症者的 3 ~ 4 倍。由此可见，抑郁症的防治应成为冠心病预防不可忽视的内容。

据世界卫生组织（WHO）估计，全球大约有 3% 的成人遭受抑郁症的折磨，而我国抑郁症患病率约为 2%（约有 2600 万患者）。女性比男性更容易患上抑郁症，这是因为男女两性的大脑对激素和脑内化学物质的反应不同，女性体内产生的血清素对其浓度变化的反应更敏感、更剧烈，据统计，女性抑郁症的患病率是男性的 2 倍。现代心理学家认为，女性在事业上比较容易失败，其心理因素占了主导地位，这是由于女性内心潜伏着心理误区（如缺乏竞争欲望、同性的嫉妒心理等），易发生抑郁。发表在《美国精神医学杂志》的一项研究显示，在抑郁症方面，女性的遗传危险性要比男性大。

据研究，抑郁症对心血管系统的影响可能包括两方面：

（1）生物行为学机制

由于不良情绪的影响，抑郁症者体力活动显著减少，而吸烟、酗酒的比率显著高于一般人群，易于发生冠心病。

（2）病理生理学机制

①抑郁症者精神压力较重，使其患高血压、高血脂、糖尿病、肥胖的危险增加，势必易患冠心病；

②抑郁情绪可致内分泌紊乱、自主神经功能异常，均对冠心病患者造成不利影响；

③抑郁可引起自由基和脂肪酸的产生，这些物质都可以损伤血管的内壁，从而增加了患冠心病的危险。

有专家指出，有些患者既有心理问题，又有心血管问题，但表现却不一样，这时就需要医生小心甄别，诊断到底是冠心病引起了心理问题，还是心理问题引发冠心病。

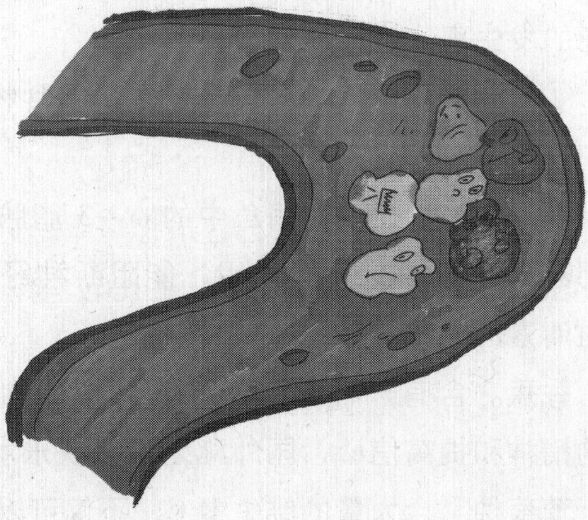

9 冠心病患者伴发抑郁症应如何面对

冠心病患者伴发抑郁症的处理原则与单纯抑郁症患者大致相同，包括：

①对严重的患者可在心理疗法的基础上采用药物治疗（应避免使用对心血管产生不利影响的抗抑郁药物）。

②对不严重的患者可采用心理疗法（包括支持性疗法、认知行为疗法、人际关系心理疗法等），需由精神科与心内科医生协作。

③运动疗法。合理的体力运动，可降低患者心脏性猝死的发生率。

④据研究发现有10种所谓“开心食物”可抗抑郁，它们是：

深海鱼。据研究，海鱼中的ω-3脂肪酸与常用的抗抑郁药如碳酸锂有类似作用，能阻断神经传导路径，增加血清素的分泌量。

香蕉。含有一种称为“生物碱”的物质，可以振奋人的精神和提高信心，国外称之为“快乐水果”。

葡萄柚。含大量的维生素C，不仅可以维持红细胞的浓度，使身体有抵抗力，而且也可以抗压。

全麦面包。碳水化合物可以帮助增加血清素的量。

菠菜。是富含叶酸的食材。

樱桃。被医生称为“自然的阿司匹林”，因为樱桃中有一种叫做“花青素”的物质，能够制造“开心”。

大蒜。据研究，焦虑症患者吃了大蒜制剂后，感觉不那么疲倦和焦虑，也更不容易发怒。

南瓜。富含维生素 B_6 和铁，帮助身体将所储存的血糖转变成葡萄糖，而葡萄糖正是脑部唯一的“燃料”。

低脂牛奶。更容易使人心情快乐，不容易紧张、暴躁或焦虑。低脂或脱脂牛奶含有更多的钙。

鸡肉。硒的丰富来源是鸡肉。英国心理学家给参与测试者吃了100 微克的硒后，参与测试者普遍反映觉得心情更好。

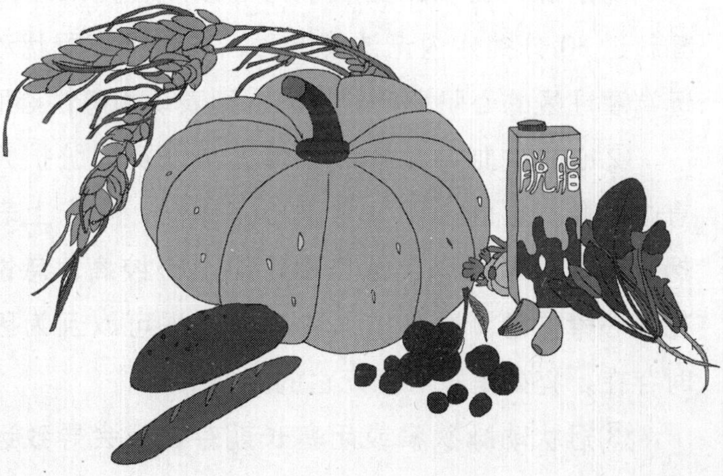

10 冠心病对身体有何危害

冠状动脉供应心脏自身血液（心脏供血的主要血管为左冠状动脉前降支、回旋支和右冠状动脉），一旦冠状动脉狭窄或闭塞，导致心肌缺血、缺氧，会出现一系列严重后果。

那么，冠心病对身体有何危害呢?

①发生心绞痛和急性心肌梗死。如果发生冠状动脉供血和心肌需血之间的矛盾，所致的心肌缺血可以在短时间内解除，在临床上表现为心绞痛。如果短时间（大都超过30分钟）内无法解除时，导致相应冠状动脉下游远端灌注区的心肌坏死，临床上则表现为急性心肌梗死。

②心肌缺血导致各种心律失常以及心脏扩大和心力衰竭。最严重的心律失常是心室颤动，临床上表现为突然死亡（医学上称之为“猝死”）。心绞痛、急性心肌梗死、心律失常、心脏扩大和心力衰竭可以互为因果而同时存在，猝死是冠心病死亡的主要形式。

③冠状动脉狭窄或闭塞长期存在，会导致远端下游相应灌注区域的心肌缺血，可发生慢性供血量不足和急性供血量不足:

第一，慢性供血量不足。慢性缺血情况下，由于心脏对于缺血逐渐地得到了适应，或侧支循环代偿性增粗，供血得到了部分代偿，从而一般不会发生心绞痛和急性心肌梗死；

第二，急性供血量不足。主要由于血管痉挛或斑块破裂，诱发冠状动脉管腔内血栓形成，导致管腔的突然狭窄加重或闭塞，发生心绞痛和急性心肌梗死。

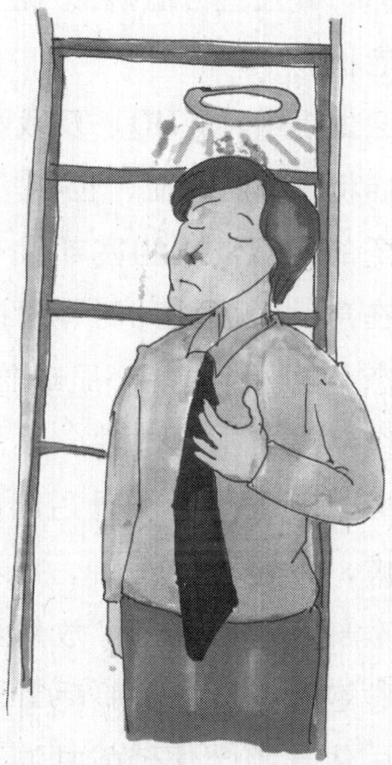

11 冠心病有哪些类型及临床症状

众所周知，冠心病是冠状动脉粥样硬化性心脏病的简称，也称“缺血性心脏病”。冠心病包括多种不同的类型及临床症状。

世界卫生组织（WHO）及我国将冠心病分为5型：

①无症状性心肌缺血，也称“隐匿型冠心病”。很多患者有广泛的冠状动脉阻塞却没有感到过心绞痛，甚至有些患者在急性心肌梗死时也没感到心绞痛，但心电图负荷或动态心电图检查有心肌缺血的改变。

②心绞痛型。由一过性心肌供血不足引起，有发作性胸骨后疼痛，表现为胸骨后的压榨感、闷胀感，伴随明显的焦虑，持续3~5分钟，常发散到左侧臂部、肩部、下颌、咽喉部、背部，也可放射到右臂。用力、情绪激动、受寒、饱餐等增加心肌耗氧情况下发作的称为劳力性心绞痛，休息和含化硝酸甘油可缓解。根据发作的频率和严重程度分为稳定型心绞痛和不稳定型心绞痛。

③心肌梗死型。患者症状严重，由冠状动脉闭塞致心肌急性缺血性坏死所致。心肌梗死时表现为持续性剧烈压迫感、闷塞感，甚至刀割样疼痛，位于胸骨后，常

波及整个前胸，以左侧为重，部分患者可沿左臂向下放射，引起左侧腕部、手掌和手指麻刺感；部分患者可放射至上肢、肩部、颈部、下颌。疼痛部位与以前心绞痛部位一致，但持续更久，疼痛更重，休息和含化硝酸甘油不能缓解，持续30分钟以上，常达数小时。发现这种情况应立即就诊。

④心力衰竭和心律失常型。部分患者原有心绞痛发作，以后由于病变广泛，心肌广泛纤维化，心绞痛逐渐减少到消失，却出现心力衰竭的表现，如气短、水肿、乏力等，还有各种心律失常，表现为心悸、心脏增大、心力衰竭，为长期心肌缺血导致的心肌纤维化引起。

⑤猝死型。指由于冠心病引起的不可预测的突然死亡，在急性症状出现以后6小时内发生心脏骤停。因心脏骤停而猝然死亡，多为缺血心肌局部发生电生理紊乱，引起严重的室性心律失常所致。

近年来，临床医学家将冠心病分为急性冠脉综合征和慢性冠状动脉病（或称“慢性缺血综合征”）2大类。其中，急性冠脉综合征包括不稳定型心绞痛、非ST段抬高性心肌梗死、ST段抬高性心肌梗死等，慢性冠状动脉病包括稳定型心绞痛、冠状动脉正常的心绞痛、无症状性心肌缺血和缺血性心力衰竭（缺血性心肌病）。

12 什么样的胸痛可能是心绞痛

引起胸痛的原因多种多样，要判断自己的胸痛是否是心绞痛，患者先要掌握心绞痛表现胸痛的7个特点：

①胸痛的性质。胸痛的感觉并非是绞痛，而是压榨紧缩感、压迫窒息感或沉重闷胀感。凡是呈针刺样、刀割样、触电样或昼夜不停胸闷感者，很可能不是心绞痛。

②胸痛的部位。多在胸骨下段，面积约为手掌大小，可向左侧肩胛骨、小手指侧放射，有时串至左肩、左臂、颈部、下颌、后背、上腹等。如胸痛的部位变化多端，在左侧心前区如针尖大的区域，一会儿左、一会儿右，部位常不固定，可能不是心绞痛。

③胸痛与深呼吸无关（即深吸气时胸痛不加重也不减轻），如果深吸气时胸痛加剧，或长叹一口气胸痛减轻以至消失，大多不是心绞痛。

④胸痛发作持续时间。多为3～5分钟，通常不超过15分钟。若胸痛仅0.5分钟以内，或持续30分钟以上，甚至1小时或1天以上，可能不是心绞痛。但应注意，急性冠脉综合征患者的胸痛可持续30分钟以上。

⑤心绞痛患者经过休息或舌下含化硝酸甘油片，胸

痛通常在 2 ~5 分钟内缓解（但对卧位性心绞痛往往无效）。

⑥胸痛并发症状。心绞痛者在胸痛时常常会出现全身无力、出冷汗、心悸，严重者血压下降、气短，有濒临死亡感。胸痛时无明显的全身症状者可能不是心绞痛。

⑦心绞痛可由多种因素诱发，如平地快步、逆风走路、爬山、登楼、寒冷、劳动、用力、激动、大便、饱食、吸烟等情况。在休息、休闲时发胸痛大多不是劳力性心绞痛。

通过上述介绍的心绞痛胸痛的 7 个特点，大家更容易分辨出“真假”心绞痛。一般来说，符合上述有关情况的患者，应去医院做最后确诊。很多人不会辨别，认为只要是胸前出现不适感都是心绞痛，其实这可能是焦虑、更年期、自主神经功能紊乱、反流性食道炎，甚至颈椎病所引起的胸前不适。必须注意的是，老年患者心绞痛发作往往不够剧烈，不够典型，有时可致误诊或漏诊，应予留意。

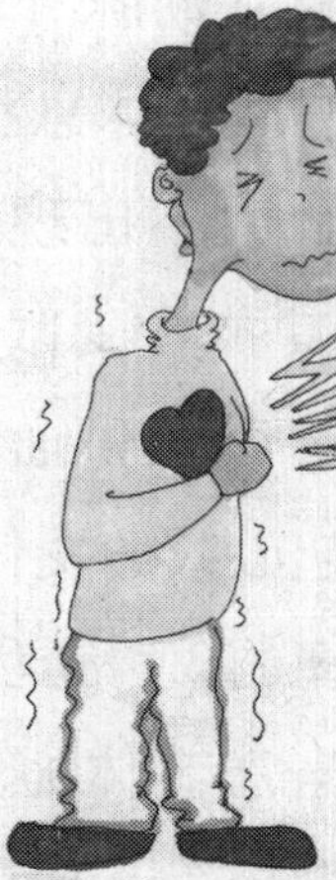

13 心绞痛常见的 3 种诱因是什么

众所周知，心绞痛是以胸痛为主的临床综合征。引起心绞痛发作的诱因众多，其中，体力活动、情绪激动、进食饱餐是较为常见的 3 种诱因。有人问，究竟这 3 种诱因是如何诱发心绞痛呢？

首先，让我们了解一下正常生理情况下，心肌的供血供氧状况。医学研究查明，心肌细胞摄取血液中氧含量的 65% ~75%，身体其他组织仅摄取 10% ~25%。当进行剧烈运动时，冠状动脉（供应心肌血液的血管）适当扩张，可使血流增加至休息状态时的 6 ~7 倍，保证了心肌对氧的需求，此时不出现任何症状。倘若冠状动脉发生狭窄，势必使其扩张受限，从而降低血流量，导致冠状动脉供血不足，发生供血与需血之间的矛盾，出现心肌缺血缺氧，引起心绞痛发作。

现将诱发心绞痛的 3 种诱因解说如下：

①体力活动。当患者体力活动或劳累（如跑步、急走、上坡、爬山、登楼等）时，由于心脏负担突然增加，使心肌收缩力增强、血压增高、心率增快，导致心肌耗氧量增加，诱发心绞痛。

②情绪激动。当患者情绪激动（如恐惧、紧张、发怒、烦躁、大喜大悲等）时，由于交感神经系统兴奋，促儿茶酚胺分泌增加，导致心率加快和血压升高，使心肌耗氧量增加，可诱发心绞痛。

③进食饱餐。当患者饱餐（或饱餐后行走）时，由于饱餐后胃肠道消化活动负担加重，可致心率加快和血压升高，诱发心绞痛。再者，饱餐后行走，使胃肠道和下肢血流增多，致供应心肌血液相对减少，加重心肌供血不足，可诱发心绞痛。

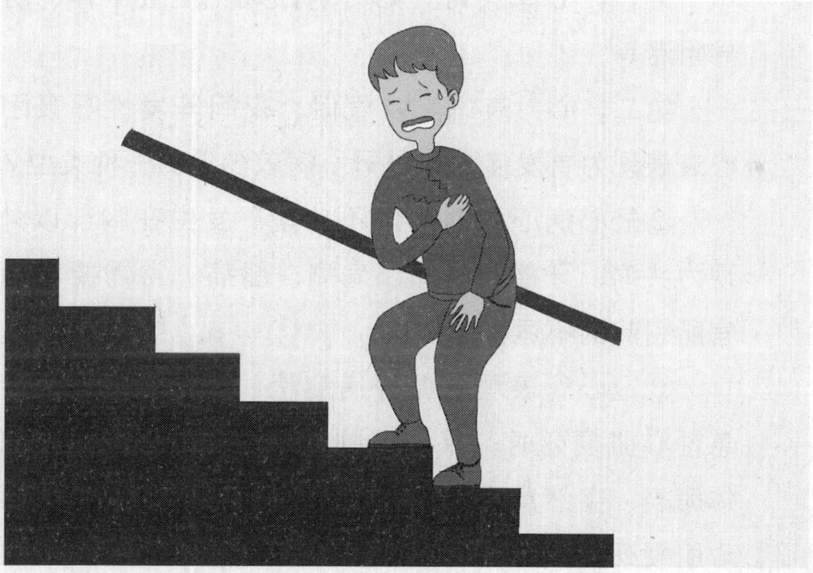

14 冠心病有哪些不典型表现

冠心病患者有哪些不典型表现呢?

①心律失常型冠心病和心力衰竭型冠心病：有些冠心病患者无胸痛发作，仅表现为：

第一，心律失常。如心房颤动、室性早搏、房室传导阻滞等；

第二，心力衰竭。以气促、夜间阵发性呼吸困难等心衰表现为首发症状，是冠心病较少见的一种类型。

②冠心病心绞痛部位不典型：发生在胸部以外，表现为头痛、牙痛、咽痛、肩痛、腿痛，常需要与相应器官所引起的不适相鉴别。

③冠心病表现脑血管病症状：少数冠心病患者发生急性心肌梗死时，仅出现脑血管病的症状，如头晕、肢体瘫痪、突然意识丧失和抽搐等脑循环障碍。因为急性心肌梗死时，心排血量下降以致脑供血减少，严重心律失常也致脑供血减少，故老年人有脑血管病症状时，应作心电图检查，以排除发生急性心肌梗死的可能。

④冠心病表现胃肠道疾病症状：上腹胀痛、不适等，特别是疼痛剧烈时常伴有恶心呕吐，临床上易误诊为急

性胃肠炎、急性胆囊炎、胰腺炎等。

⑤冠心病症状被掩盖：若冠心病同时合并其他急性疾病，如糖尿病酮症酸中毒、急性感染、外科急症，即使发生急性心肌梗死，症状也常被掩盖。故患者及家属应及时向医生反映患者的病情，给医生提供参考。特别是老年人常记忆减退，感觉迟钝，对症状又不善表达，易被家人及医生所忽视，所以，在给老年患者作诊断时，应当作常规心电图检查。

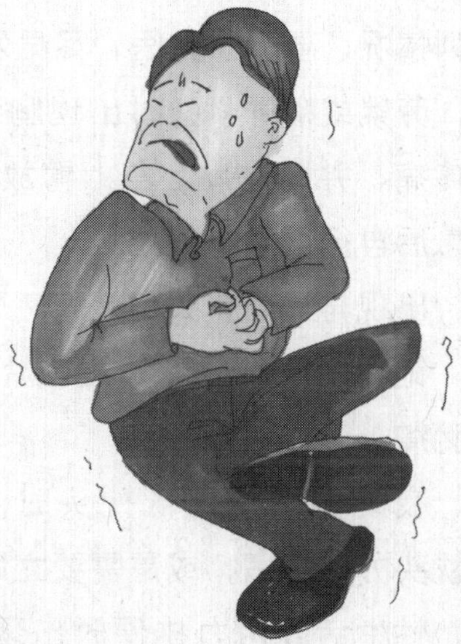

15 怎样尽早发现冠心病

冠心病是中老年人的常见病和多发病，怎样才能尽早发现冠心病呢?

①处于40岁以上年龄段的人群，在日常生活中，如果出现下列情况，要及时就医，尽早发现冠心病。

第一，劳累或精神紧张时出现胸骨后或心前区闷痛，或紧缩样疼痛，并向左肩、左上臂放射，持续时间3~5分钟，休息后自行缓解;

第二，出现与运动有关的头痛、牙痛、腿痛等;

第三，饱餐、寒冷或看惊险影片（情绪激动）时出现胸闷、胸痛、心悸;

第四，夜晚睡眠使用低枕头时，感到胸闷、憋气，需要用高枕头方感舒适，或是需要立即坐起方能缓解;

第五，性生活或用力排便时出现心慌、胸闷、气急或胸痛不适;

②若属于冠心病的高危人群（如血脂异常、吸烟、糖尿病、高血压、腹型肥胖），要请医生查看是否需要接受以下检查，以期尽早发现冠心病。

第一，常规心电图检查;

第二，24 小时动态心电图检查，检测出是否有冠心病心肌缺血；

第三，心电图平板运动试验检查，这是一种初筛冠心病的无创诊断技术；

第四，冠状动脉造影检查（包括冠状动脉 CT 血管造影术），这是目前冠心病诊断的“金标准”。

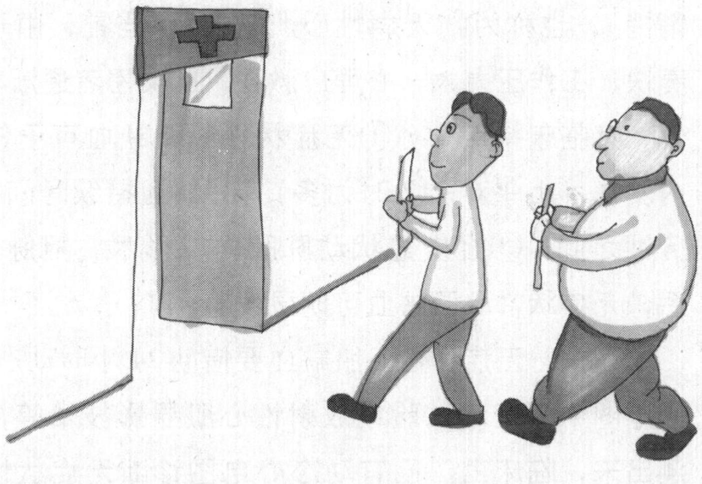

16 你知道无症状性心肌缺血吗

顾名思义，无症状性心肌缺血就是当心肌发生缺血时，并无心绞痛症状的一种疾病。由于发作缺血时“静悄悄”，也称为“无痛性心肌缺血”。当前，由于生活节奏快、工作压力大、心理应激强，此类患者逐渐增多。

其临床特点为：①无症状性心肌缺血可于任何时间内发作（上午6～12时为多）；②缺血持续时间在1～90分钟之间；③经皮冠状动脉腔内成形术（冠脉成形术）后，无症状性心肌缺血可明显改善。

通常，无症状性心肌缺血要借助24小时动态心电图、心电图平板运动试验或放射性心肌显影技术等，才能检测出来，临床上，已有动态心电图诊断无症状性心肌缺血的标准。

应当指出，无症状性心肌缺血患者有可能并发以下严重事件：①心律失常与心脏性猝死；②无症状性心肌梗死；③缺血性心肌病。因此，患者切莫认为“无痛”而掉以轻心。无症状心肌缺血在老年人中比较常见，临床资料显示，在65岁以上的老年冠心病患者中，无症状心肌缺血占到了65%～80%，也就是说，多数老年冠心病患者表现出隐匿性冠心病的特点。

由此可见，一旦确诊为无症状性心肌缺血，应当像对待冠心病心绞痛一样，采取恰当的治疗对策，除服用治疗冠心病的药物外，在自我保健方面应做到“5 个控制”，即控制体重、控制高血压、控制高血脂、控制高血糖、控制烟酒。

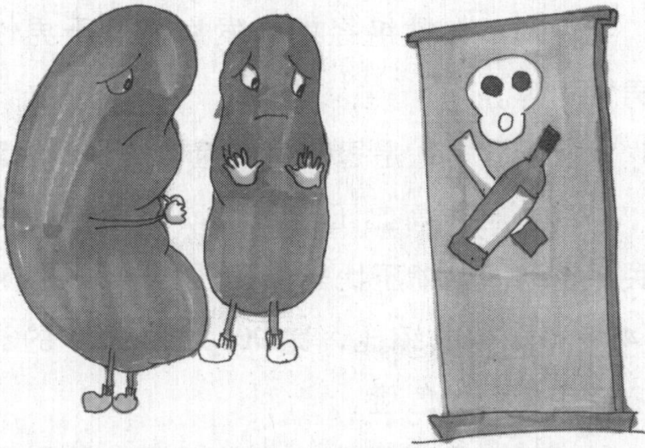

17 引起冠心病的危险因素有哪些

引起冠心病的危险因素主要有以下几种：

①年龄：40 岁后冠心病发病率升高。

②性别：女性绝经期前发病率低于男性，绝经期后与男性相等。

③血脂异常：是冠心病最重要的预测因素。

④高血压：高血压与冠状动脉粥样硬化的形成和发展关系密切。收缩压比舒张压更能预测冠心病事件，140～149mmHg 的收缩压，比 90～94mmHg 的舒张压更能增加冠心病死亡的危险。

⑤吸烟：吸烟是冠心病的重要危险因素，是唯一可避免的危险因素。冠心病与吸烟之间存在着明显的关系。

⑥糖尿病：冠心病是未成年糖尿病患者首要的死因，冠心病占糖尿病患者所有死亡率和住院率的近 80%。

⑦肥胖：已明确为冠心病的首要危险因素，可增加冠心病死亡率。过多的胆固醇堆积于动脉管壁上，形成动脉粥样硬化，使血管腔变小，造成血管阻塞或破裂。若发生在冠状动脉则形成冠心病，严重时可发生急性心肌梗死。

⑧缺乏运动：不爱运动的人冠心病的发生和死亡危险性将翻一倍。经常不参加体力活动者（“宅男”、“宅女”和办公室“久坐族”）患病率高。

⑨饮酒（指大量、长期）。

⑩遗传因素。

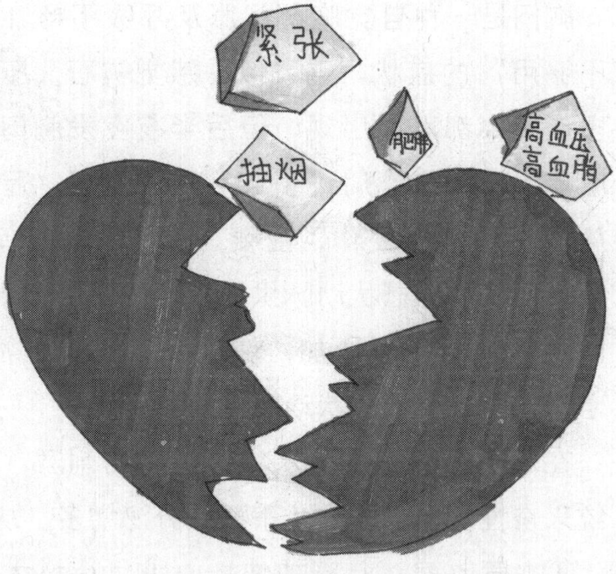

18 中老年人后半夜突发胸闷应警惕什么

胸闷是一种自觉胸部闷胀及呼吸不畅（呼吸费力或气不够用）的症状，重者似乎感觉被石头压住胸口，在许多疾病中都可能出现，但后半夜突发胸闷，较多见是心脏疾患（如冠心病）引起。临床发现，冠心病患者心绞痛多在后半夜发作，主要是由于：①夜间血压降低，使患者已狭窄的冠状动脉供血不足（冠状动脉缺血）；②平卧时静脉血回流增加，使心脏工作量及需氧量增加。中老年人更应警惕冠状动脉供血不足。

在寒冬季节，由于寒冷对机体的刺激，使交感神经系统兴奋性增强，体内儿茶酚胺分泌增多，从而导致：

①血管收缩，心率加快，心脏负荷增大，耗氧量增多。可致冠状动脉供血不足，引起心绞痛、急性心肌梗死。

②冠状动脉痉挛，血液浓缩，使血小板易于凝聚，形成血栓。可致急性心肌梗死。

寒冬时节，冠心病（心绞痛、急性心肌梗死）发病率显著增高。据资料分析，近1/3的中老年人心绞痛、急性心肌梗死不会产生剧烈的胸痛，其最常见的症状是胸闷。

由此可见，当中老年人后半夜突发胸闷时，或伴大汗、心慌、低血压等，一定要考虑是否因心绞痛、急性心肌梗死所引起。应及时去医院诊治，需要时作进一步检查（如心电图、心脏彩超、胸部X线、心肌酶谱等），以明确诊断。

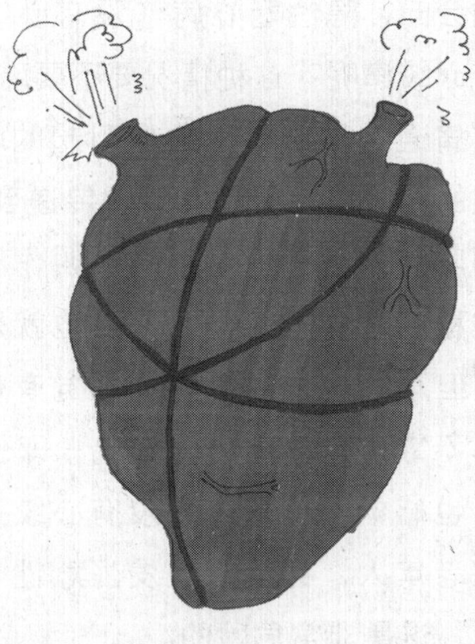

19 为何没有心绞痛的冠心病更危险

人们会问，隐性冠心病（没有心绞痛的冠心病）为什么没有心绞痛呢？这种情况要不要治疗呢？

心绞痛通常是由心肌缺血引起的。心肌缺血时，分布在心脏的神经末梢受到刺激，传递到大脑的痛觉中枢，就会感到胸痛，医学把这种胸痛叫作心绞痛。疼痛必须达到一定程度才能被感觉出来，也就是说，疼痛存在一个阈值，但不同的人对疼痛的感觉有很大差别，有一些人对疼痛不敏感，疼痛阈值较高，即使已有较严重的心肌缺血，也感觉不到疼痛，没有心绞痛发生。这种情况常发生在老年人，甚至已经发生急性心肌梗死，也无心绞痛发生，这是非常危险的。

疼痛是一种非常重要的报警信号。对患者来说，该有疼痛而没有发生疼痛，就等于人体自我保护的报警系统失灵，一旦真正患了冠心病而不出现任何报警信号，那就更危险。在实际生活中，我们常常遇到这种情况，有的人平时看似很健康，却突然猝死或发生急性心肌梗死，实际上，这样的一大部分人早已埋下冠心病的祸根，只不过因没有心绞痛而被忽视。

真正一点症状都没有的冠心病是很少见的，但确有部分患者胸痛不重，未引起注意，如果仔细追问病史，大部分还是有过“心窝部不舒服”、“心慌”、“心里难受”、“有点气不够用”的感觉。实际上“气不够用”是心肌缺血最常见的、典型的症状，比心绞痛还常见，只是没有引起人们的重视。

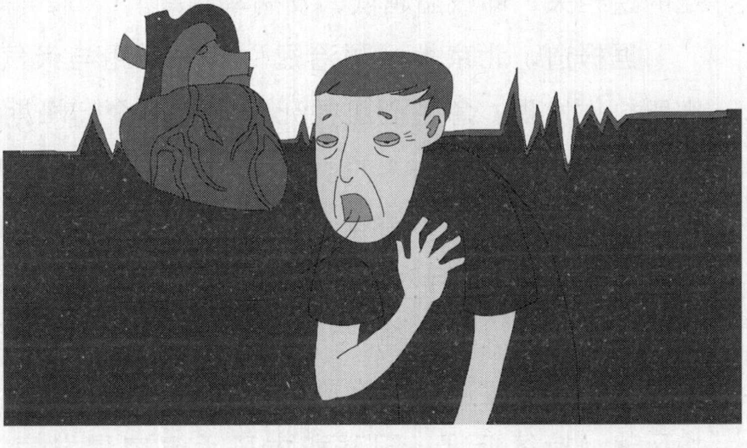

20 气候变化与冠心病有何关系

大量流行病学调查发现，气候变化可诱使冠心病患者发生急性心肌梗死。急性心肌梗死的发病与气温呈明显的逆相关，即气温越低，发病率越高。

据报道，北京地区防治冠心病协作组与天气气候研究所协作发现，急性心肌梗死每年有两个高峰期，即 11 月～次年 1 月和 3～4 月。11～12 月由秋季转入冬季，3～4月则由冬季转入春季，二者均是季节转换时期，冷空气活动频繁。1 月时值隆冬季节，寒风刺骨，气温持续较低，常出现发病高峰。3 个与此病有关的最优因子为：①气温；②日变差（相邻两日的日平均气温之差）；③平均风速。持续低温、阴雨和大风天气容易发病。此外，在年平均气压高低不同时期也有显著差别，气压低时发病率高。

气候寒冷的天气或冬春季节，冠心病心绞痛和急性心肌梗死的发病率会增加。在寒冷、潮湿和大风天气，冠心病发病率高，是因为寒冷刺激，特别是迎风疾走，易使交感神经兴奋，使心率加快、血压升高、体循环血管收缩、外周阻力增加、心肌耗氧量增多，同时，也可诱发冠状动脉痉挛，使管腔持续闭塞，或挤压斑块使内膜损伤，血小板聚集，血栓形成使管腔急性堵塞，也可导致急性心肌梗死。

我国多数地区的大气压、风速、温差都处于极不平衡状态，而变化多端的气候可能导致心脏血管发生痉挛，直接影响心脏本身的血液供应。在寒冷的季节里，常易发生感冒和支气管炎，对冠心病患者十分不利，常是诱发心绞痛和急性心肌梗死的主要诱因。因此，冠心病患者在寒冷的天气或冬春季节里应注意以下几个方面：

①坚持服用冠心病的常用药物，备好保健盒、氧气等急救药品。

②如频繁发生心绞痛，要及时卧床休息，并及时到医院检查、治疗。

③适当参加力所能及的体育锻炼，如户外散步，但遇有气温骤冷、大风等天气变化时，要留在室内活动。根据气温变化，及时更换衣服、被褥，注意御寒保暖。

④避免疲劳、紧张、情绪激动，尽量少参加社交活动和长途旅行，适当节制性生活。

21 冠心病与心脏性猝死有何关系

医学上把事前未能预测的突然死亡称为“猝死”。其特点是“死亡急骤，出人意料，属于自然死亡或非暴力死亡”，临床表现主要是心搏骤停和呼吸停止。关于从症状出现到死亡历时多长定为“猝死”，各家意见不一，世界卫生组织（WHO）定为6小时以内，目前大多数学者倾向于定为1小时内。

引起猝死的原因主要来自心脏，故猝死又称为“心脏性猝死”。特别是冠心病（占80%左右），患者可因急性心肌梗死导致心室颤动，引起心脏性猝死。

致使冠心病患者病情突然恶化，引发心脏性猝死的情况主要有以下几种：

①不稳定型心绞痛；

②过度剧烈或持久的体力劳动导致过度劳累；

③长时间脑力劳动；

④睡眠严重不足；

⑤饱餐或大量饮酒；

⑥精神过度紧张；

⑦情绪过度激动。

因此，关注自身病情，积极进行防御，避免以上诱因出现，可有效防止心脏性猝死的发生。

心脏性猝死的发生固然有其基础病因，但还应结合以下触发因素：如心电不稳定（引起心律失常）、血小板聚集（引起血栓）、冠状动脉痉挛（引起心肌缺血）、心力衰竭、电解质紊乱、过度劳累、情绪激动、便秘时用力大便等。

2012 年调查数据显示，我国每年死于心脏性猝死的人数达 54 万 ~55 万，位居全球各国之首。其中，中青年人心脏性猝死比例不断上升。全世界每年约 300 万人发生心脏性猝死，即使在发达国家，在有良好救治设备和训练有素的专业人员的条件下，心脏性猝死的救治成功率也低于 5%，因此其预防远重于治疗。

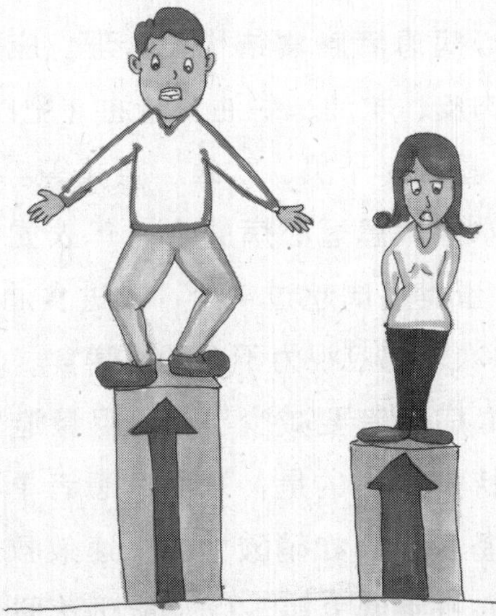

22 冠心病患者如何预防猝死

冠心病患者预防猝死，应当记住“8 要”:

①冠心病患者体育锻炼要避开“魔鬼时间”。上午6～12时容易出现心肌缺血损伤和心律失常，被医学界喻为是心脑血管病的“魔鬼时间”，70%～80%的心脑血管病（脑卒中、急性心肌梗死）猝发都在此时，因此，冠心病患者体育锻炼要避开这段时间。

②冠心病患者膳食结构要合理。应加以限制食用动物内脏、肉皮、羊油、牛油、猪油（肥肉)、蛋类（主要是蛋黄)、墨鱼、干贝、鱿鱼、蟹黄等。应少吃甜食，多吃蔬菜和水果。患冠心病的中老年人如每天摄入肉类超过75克、蛋类每周超过4个，或进食油类、煎炸食品每周达5～7次，都应视为不合理的膳食。

③冠心病患者要减少出行。尽量避免在拥挤的环境中活动。特别提出的是，冠心病患者单独外出时，身边要带些必备药物，如硝酸甘油、速效救心丸、复方丹参滴丸或冠心丹参滴丸等，以及能迅速联系到家人的电话号码等。

④冠心病患者要经常给自己减压。要强迫自己完全

放松精神，愉快生活，同时节制情绪变化，切忌大喜、大怒、大悲等情绪。

⑤冠心病患者要坚持健康体检。一年 1 ~ 2 次的体检是不可少的，如常规心电图、24 小时动态心电图、检查血脂和血糖等。体检可以在早期发现处于萌芽状态的心血管疾病，加以控制，预防猝死。应了解猝死的原因和高危因素，普及抢救常识。

⑥冠心病患者要坚持最佳药物治疗（包括抗心绞痛药物、调脂药物等）、戒烟戒酒、适当运动。冠心病患者应尽量避免独居，家里要备好氧气袋，在家发病后可立即吸氧。

⑦冠心病患者要坚持过“慢节奏生活”。起居、饮食、活动、上下楼梯、做日常工作等千万别着急，一切都要慢一些。如起床要记住“3 个半分钟”，即：醒来后不要马上起床，而要在床上躺半分钟；然后慢慢起来坐半分钟；再将两条腿下垂在床沿边等半分钟，最后再站起来走动。

⑧家人及救护者要把握急救 4 分钟。家人一旦发现身边有冠心病患者发生猝死，应尽快在 4 分钟内进行抢救。在急救人员未到达前，可以操作的简单心肺复苏方法是：先在患者胸骨处用力捶上两拳（拳击心脏），并立即向急救系统求助（拨打“120”急救电话）。

23 冠心病与肥胖有何关联

根据《中国心血管病报告》，2010 年中国慢性病监测项目表明，成人超重率、肥胖率及超重 + 肥胖率分别达到 30.6%、12.0% 和 42.6%，比 2002 年明显增加。

据专家分析，肥胖流行的最主要因素是体力活动的下降，同时高热量膳食摄入比例的增加也起了重要作用。肥胖的流行将会进一步增加冠心病、糖尿病和高血压等慢性病的危险性，从而威胁人民健康，加重经济负担。

人体是否肥胖或超重，国际上通常用体重指数（英文缩写名：BMI）来判断。BMI = 体重（千克）÷［身高（米）×身高（米）］。按联合国公布的标准，BMI 小于 20 为不足，20 ~ 25 为适宜，25 ~ 30 为超重，30 以上为肥胖。我国肥胖问题工作组通过分析研究，提出中国体重指数的标准：BMI 小于 18.5 为不足，18.5 ~ 24 为适宜，24 ~ 28 为超重，28 以上为肥胖。

当人的体重增加时，肺部就必须输送更多的氧气供给身体所需，然而肺部并不会因为体重增加而相应变大；另外，腹部肥厚的脂肪还会限制肺部的呼吸运动，这样就必须增加呼吸频率来代偿所需。心脏的负荷也会增加，当血液中脂肪及胆固醇含量增高，可使血液黏稠度增加，脂质沉积于心肌中或心膜下，形成“脂肪心”而使心功能紊乱及心律失常。当过多的胆固醇堆积于动脉管壁上时，会形成动脉粥样硬化，使血管腔变小，造成血管阻塞或破裂，进而导致脑中风，若发生在冠状动脉则形成冠心病，严重时可发生急性心肌梗死。

美国人寿保险和流行病学的资料表明，肥胖有增加冠心病发病的趋势。这是因为：

①肥胖者摄取过多的热量，在体重增加的同时，使心脏负荷和血压均升高，从而增加心肌耗氧量。

②肥胖者高热量的饮食习惯使血清总胆固醇（TC）、甘油三酯（TG）和血压升高，促使冠状动脉粥样硬化的形成和加重。

③肥胖者体力活动减少妨碍了冠状动脉粥样硬化侧支循环的形成。

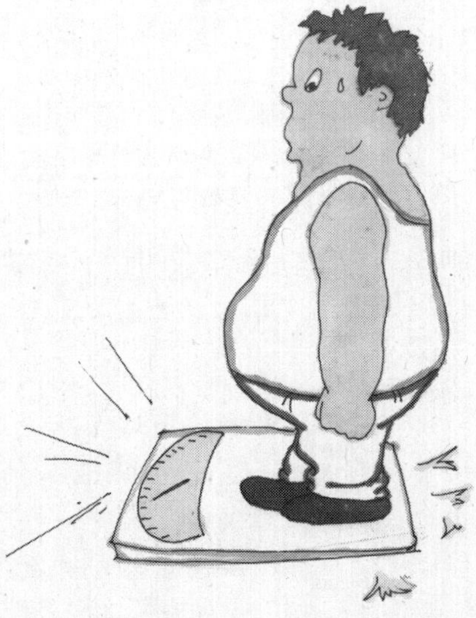

第二章

血脂异常与冠心病的关联

1 你了解血脂的基本概念吗

血脂的基本概念是什么?

医学研究表明，血脂是血浆中的中性脂肪（甘油三酯和胆固醇）和类脂（磷脂、糖脂、固醇和类固醇）的总称。它们广泛存在于人体中，是生命细胞基础代谢的必需物质。脂类不溶或微溶于水，必须与蛋白质结合以脂蛋白形式存在，才能在血液循环中运转。所以，脂蛋白是由蛋白质、血清总胆固醇（TC）、甘油三酯（TG）和磷脂类组成的。

研究表明，胆固醇是人体内正常存在的物质，几乎所有的组织都含有胆固醇，只是量多少的不同。

甘油三酯（TG）是人体内含量最多的脂类，参与人体内能量代谢，是体内的一种主要能量来源；人体中血清总胆固醇（TC）的含量大约占体重的0.2%，每100克组织中，骨质约含10毫克；骨骼肌约含100毫克；内脏含量多在150~250毫克之间；肝脏和皮肤含量稍高，约为300毫克；脑和神经组织中含量最高，每100克组织约含2克，其总量约占全身总量的1/4。

当今，血脂检查已经成为健康检查和评估动脉粥样硬化、评估心脑血管疾病发生的重要生化指标。

（1）血脂检查包括以下7项（医学称之为“血脂谱”）

血清总胆固醇（TC）；甘油三酯（TG）；高密度脂蛋白胆固醇（HDL－C）；低密度脂蛋白胆固醇（LDL－C）；载脂蛋白AI（apoAI）；载脂蛋白B（ApoB）；脂蛋白（a）［Lp（a）］。

（2）血脂与动脉粥样硬化、冠心病的密切关系

①血清总胆固醇（TC）升高是动脉粥样硬化及其冠心病重要的危险因素。有研究显示，在我国35～74岁人群冠心病死亡事件中，77%归因于血清总胆固醇（TC）水平升高。

②低密度脂蛋白胆固醇（LDL－C）有较强的致动脉粥样硬化作用，而高密度脂蛋白胆固醇（HDL－C）则对动脉粥样硬化有拮抗作用。因此，血清低密度脂蛋白胆固醇（LDL－C）升高和高密度脂蛋白胆固醇（HDL－C）降低是促发动脉粥样硬化的重要原因。

③甘油三酯（TG）升高与动脉粥样硬化性心血管疾病风险密切相关。据研究，它是国人冠心病的重要危险因素。

④载脂蛋白AI（apoAI）是高密度脂蛋白胆固醇（HDL－C）的主要载脂蛋白，可以结合周围组织的游离胆固醇，促进动脉壁细胞中血清总胆固醇（TC）的清除，缺乏时可加重动脉粥样硬化。

⑤载脂蛋白B（ApoB）是低密度脂蛋白胆固醇（LDL－C）的主要载脂蛋白，其升高与冠心病发病有关。

⑥脂蛋白（a）［Lp（a）］也是冠心病的危险因子之一。研究发现，高Lp（a）血症是动脉粥样硬化的独立危险因素。

2 血脂异常有哪些类型

众所周知，血脂是人体中的一种重要物质，参与人体的能量代谢，具有许多重要的生理功能，但是血脂含量不能超过正常范围。如果膳食不平衡，摄入过多的高脂肪、高胆固醇、高热量食物，可引发高脂血症（现代医学称之为血脂异常）。

脂肪代谢或运转异常使血浆一种或多种脂质高于正常值的情况称为血脂异常。研究表明，血脂异常是一种全身性疾病，是指血清总胆固醇（TC）和/或甘油三酯（TG）过高或高密度脂蛋白胆固醇（HDL－C）过低。脂质不溶或微溶于水，必须与蛋白质结合以脂蛋白形式存在，因此，血脂异常通常为高脂蛋白血症，即血清脂蛋白浓度升高。

血脂异常的主要特点有：①血清总胆固醇（TC）增高、甘油三酯（TG）增高、低密度脂蛋白胆固醇（LDL－C）增高；②高密度脂蛋白胆固醇（HDL－C）降低。

根据血清总胆固醇（TC）、甘油三酯（TG）、高密度脂蛋白胆固醇（HDL－C）和低密度脂蛋白胆固醇

（LDL－C）的测定结果，临床上血脂异常通常分为以下4种类型：

①高胆固醇血症（单纯血清胆固醇升高）：血清总胆固醇（TC）含量增高，≥5.72毫摩尔/升，而甘油三酯（TG）含量正常，即甘油三酯（TG）<1.70毫摩尔/升。

②高甘油三酯血症（单纯血清甘油三酯升高）：血清甘油三酯（TG）含量增高，≥1.70毫摩尔/升，而血清总胆固醇（TC）含量正常，即血清总胆固醇（TC）<5.72毫摩尔/升。

③混合型高脂血症（即上述两者均增高）：血清总胆固醇（TC）和甘油三酯（TG）含量均增高，即血清总胆固醇（TC）≥5.72毫摩尔/升，甘油三酯（TG）≥1.70毫摩尔/升。

④低水平高密度脂蛋白胆固醇（HDL－C）血症：即血清高密度脂蛋白胆固醇（HDL－C）含量降低，≤0.9毫摩尔/升。

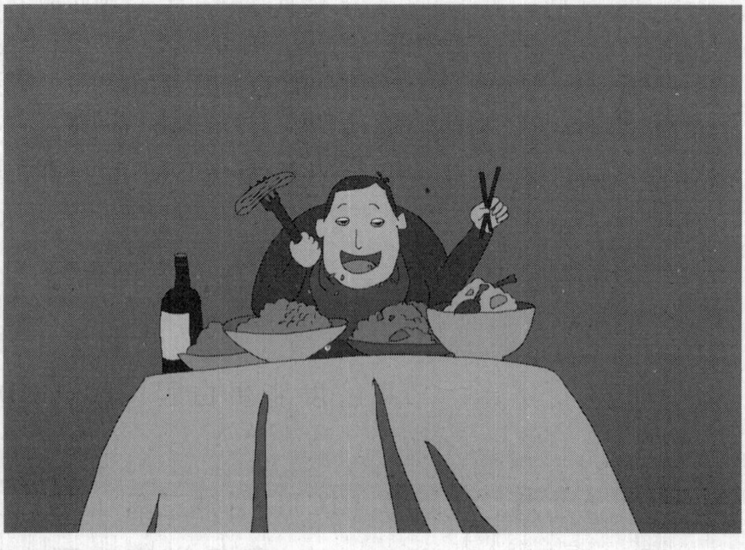

3 血脂异常偏爱哪些人群

我们已经知道，血脂异常是指血脂含量过高，可直接引起一些严重危害人体健康的疾病，如动脉粥样硬化、冠心病、脑卒中、胰腺炎等。血脂异常可分为原发性和继发性两类。

（1）原发性血脂异常

①与先天性和遗传有关。是由于单基因缺陷或多基因缺陷，使参与脂蛋白转运和代谢的受体、酶或载脂蛋白异常所致；

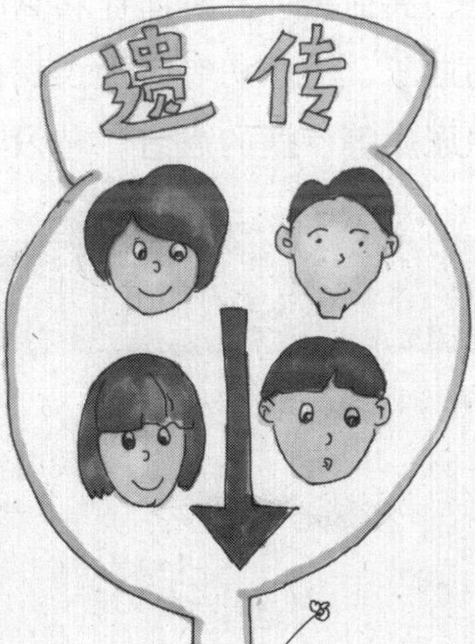

②与环境因素有关。如饮食、营养、药物等。

（2）继发性血脂异常

①多发生于代谢性紊乱疾病，如糖尿病、高血压、黏液性水肿（甲状腺功能低下）、肥胖、肝肾疾病、肾上腺皮质功能亢进等；

②继发于其他因素，如与年龄、性别、季节、饮酒、吸烟、饮食、体力活动、精神紧张、情绪活动等有关。

临床研究上发现，血脂异常偏爱4类人群：

一是工作压力大、精神紧张人群：他们无暇顾及饮食起居和健康，由于寒冷，身体免疫力和抵抗力会降低，而此时血液黏度加重、血管收缩加大，就会引起血脂异常。

二是熬夜、烟酒过度、生活无规律者：平常烟酒过度、懒于运动、脂质代谢紊乱，导致脂肪堆积，容易出现脂肪肝和血脂异常。

三是体型肥胖、长期高糖饮食者：频繁应酬，过多地摄入饱和脂肪，导致血液中甘油三酯（TG）、血清总胆固醇（TC）含量过高，出现高血压、高血糖、高黏血症和高脂血症（血脂异常）。

四是患有高血压、糖尿病等其他疾病的人群：有高血压、甲状腺机能低下、糖尿病等疾病的患者，若没有得到良好的控制，就会引起血脂异常。

4 血脂异常对机体有何危害

根据《中国心血管病报告 2013》揭示：在我国，18 岁以上成人血脂异常总患病人数已达 2.5 亿，已经成为心血管病强大的“后备军”。2010 年全国调查结果显示：血清总胆固醇（TC）≥6.22 毫摩尔/升的患病率，18 岁以上男性、女性分别占 3.4% 和 3.2%；血清甘油三酯（TG）≥2.26 毫摩尔/升的患病率，男性、女性分别占 13.8% 和 8.6%。大量研究资料表明，血脂异常是高血压、冠心病、脑卒中、急性心肌梗死、猝死的危险因素，这些心脑血管性疾病的发病率高、危害大、病情进展凶险。

然而，血脂异常的危害在我国还没有得到应有的重视，对血脂异常的控制很不理想，严重影响了我国的心血管病防治工作。因此，加深对血脂异常危害的认识，对于控制人群血脂水平、延缓冠心病发生具有重要意义。

那么，血脂异常对人体的危害有哪些呢？

①导致冠心病：长期高脂血症形成冠状动脉粥样硬化后，使冠状动脉腔内变窄，血管内血流量变小，心肌灌注血量减少，造成心肌缺血，导致心绞痛，形成冠

心病。

②导致高血压：长期高脂血症形成动脉粥样硬化后，会造成心肌功能紊乱，血管紧张素转换酶大量激活，促使动脉痉挛，诱使肾上腺分泌升压素，导致血压升高。一旦形成高血压，会使血管经常处于痉挛状态，而脑血管在粥样硬化后内皮受损，造成脑血管破裂，形成出血性脑卒中；脑血管血流在血栓形成状态下瘀滞，导致脑血栓和脑栓塞。

③危害冠状动脉：形成冠状动脉粥样硬化。大量脂类物质蛋白在血浆中沉积移动，降低血液流速，并在氧化作用下沉积在动脉血管内皮上（俗称“血垢”），长期黏附在血管壁上，损害动脉血管内皮，形成冠状动脉粥样硬化，使冠状动脉腔内变窄。

④导致脂肪肝，肝功能损害：肝动脉粥样硬化后，肝小叶损伤，结构发生变化，而导致肝硬化。

⑤导致糖耐量异常、糖尿病、代谢综合征等。

⑥导致急性胰腺炎、胆石症、周围血管疾病、高尿酸血症等。

所以，必须高度重视血脂异常的危害，积极地预防和治疗，开展针对患者和公众的防治血脂异常的教育活动，提高公众对血脂异常及其危害性的知晓率。建议饮食减少脂肪的摄入量，积极推行长期、合理的调脂治疗，从而达到降脂的目标。

5 你了解餐后高血脂吗

所谓餐后高血脂，就是进餐后人体血液中的脂类物质总量或部分高出正常范围的一种病理状态，是最容易被忽略的“健康杀手”。

早在20世纪70年代，美国康奈尔大学营养系主任泽弗·史密斯教授等人就提出“餐后阶段是致动脉粥样硬化的关键时期”这一论断。通常，人们对高血脂的注意力集中在空腹阶段，到医院化验血脂，也一般是在清晨空腹状态下完成测定的。但其实人在一天中有16~18个小时处于餐后状态，所以餐后高血脂更值得大家关注。

（1）餐后高血脂的危害有哪些？

医学研究发现，餐后高血脂损害正常人的血管内皮功能，并且加重已有血管内皮的损伤。餐后甘油三酯（TG）水平对动脉粥样硬化的预测强度高于空腹甘油三酯水平，餐后高血脂与动脉粥样硬化之间存在明显的相关性，并可导致血管内皮损伤，促进血栓形成。

餐后高血脂与冠心病的发病密切相关。有研究对受试者进行脂肪餐负荷试验，并动态观测餐前及餐后8小时内的血清甘油三酯（TG）浓度。经多因素分析显示，在排除了年龄、性别、基础代谢率及吸烟等主要冠心病危险因素的混杂影响后，餐后甘油三酯（TG）水平与冠心病仍呈显著正相关。

（2）餐后高血脂如何正确防治？

①非药物治疗，包括饮食调整、生活方式改善以及影响因素的控制：定期检查身体。调整生活方式，减少工作压力，戒烟限酒，多做运动。调整饮食习惯，少吃肥肉，少吃煎炸食物，多吃蔬菜、水果，多吃白肉，如鸡、鱼；煮食宜用植物油，少吃快餐；蔬菜类中如大蒜、香菇、韭菜等，都有降低血脂的作用，必须长期坚持食用才有效果。

②一旦发现餐后高血脂，除了按照上述的方式改变个人生活状态，同时还应该坚持服用调脂药物，才能更好地防控餐后高血脂。

（3）哪些人应该查餐后血脂？

餐后高血脂对健康的危害已得到越来越多的重视，那么，哪些人需查餐后血脂呢？如何发现餐后高甘油三酯血症呢？

医学专家建议：

①对血脂正常的中年以上人群，特别是伴有肥胖、高血压、糖尿病等的患者，应检测餐后血脂。通常是让患者吃高脂肪餐后，在规定的时间内抽血，化验甘油三酯（TG）浓度。根据血脂水平判断餐后是否增高。目前高脂肪餐无标准配方，且无评价餐后高血脂的标准，国内一般在餐后6小时（餐后2小时、4小时、6小时）检验甘油三酯（TG）浓度，以甘油三酯（TG）仍高于空腹水平作为餐后高甘油三酯血症的诊断标准。

②对于找不到高危因素却比较年轻就发生心血管问题的高甘油三酯血症人群，可以考虑检测餐后血脂，它的升高往往预示着更早期的代谢障碍。肥胖、反复发作慢性胰腺炎的人群，也可以通过检测餐后血脂更早地发现问题。

6 血脂异常患者生活保健应注意什么

医学专家提醒，调节血脂记住“3大法宝”，即调节饮食结构、改善生活方式和药物治疗。血脂异常患者生活保健主要有以下4大原则：

（1）建立良好的生活习惯

戒烟限酒，加强体育锻炼，心情舒畅，维持理想的体重等。

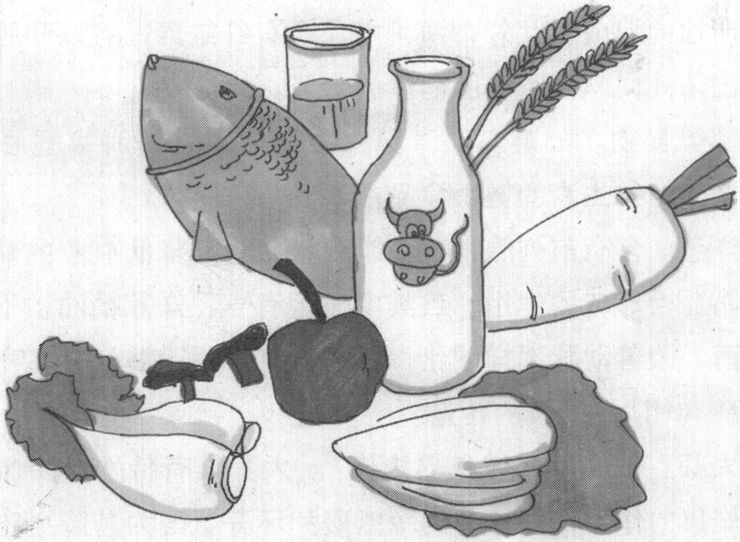

（2）运用饮食疗法

限制高胆固醇食物（如动物脂肪，动物脑，动物内脏，奶油，蛋黄，鱿鱼或乌贼鱼等软体类动物，鲜贝、赤贝、牡蛎、扇贝、鲍鱼、蛤蜊、螺类等贝壳类动物等）的过多摄入。饮食结构应合理，多吃新鲜蔬菜、水果等。

（3）选用降脂食品

①苹果。血脂异常、冠心病防治的理想食品。

②山楂。山楂含有山楂酸、柠檬酸、脂肪分解酸、维生素 C、拘橼酸、黄酮、蛋白质，以及三萜类、生物类黄酮等多种成分，具有扩张血管、改善微循环、促进血清总胆固醇（TC）排泄、降低血脂的作用。

③海带。含有一种叫“海带多糖”的成分，可以降低血清总胆固醇（TC）和甘油三酯（TG）。动物实验表明，海带多糖能减少动脉内膜粥样硬化斑块的形成和发展，还具有抗凝血的作用，阻止血管内血栓的形成。此外，海带中还含有纤维素，可以和胆汁酸结合而排出体外，从而减少胆固醇的合成。

④蕈类食物。如蘑菇、草菇、香菇等，是一种高蛋白、低脂肪、富含天然维生素的健康食品。

⑤洋葱。含有前列腺素 A，能舒张血管，降低血液的黏度，还具有预防血栓形成的作用。且其中还含有一种洋葱精油，不仅可降低胆固醇，改善动脉粥样硬化，还能升高好胆固醇——高密度脂蛋白胆固醇（HDL－C）的含量。

⑥大蒜。被誉为“绿色的大夫”。大蒜具有特殊的降血脂和抗血小板聚集的作用，大蒜中的蒜氨酸和环蒜氨酸为其降血脂的有效成分。美国研究人员发现，每天吃半颗蒜头（整颗更好），可帮助

某些人降低10%的胆固醇，而且还能降低血压。

⑦豆类。包括大豆（如黄豆、黑豆、青豆、红豆等）、蚕豆、豌豆、绿豆等，含有丰富的不饱和脂肪酸、维生素E和磷脂，是人体蛋白质的良好来源，也是防治血脂异常和冠心病的健康食品。

⑧燕麦。含有极丰富的亚油酸，占全部不饱和脂肪酸的35%~52%；维生素E含量也很丰富，而且还含有皂甙素，它们均有降低血清总胆固醇（TC）的作用。

⑨茄子。皮内含有丰富的维生素P，有显著降低血脂和胆固醇的功能，还可以增加毛细血管的弹性，改善微循环。

⑩鱼类。所含的饱和脂肪酸极低，尤其是来自深海的冷水鱼类，含有大量的ω-3脂肪酸。

（4）药物调脂

适用于严重血脂异常、饮食控制不理想的患者。

7 血脂异常患者如何在家进行食疗

医学研究表明，血脂异常必须首先进行饮食治疗，即使服用调整血脂的药物，也应以饮食治疗为基础。长期坚持饮食疗法可使血脂下降10% ~20%，轻度血脂异常者可使血脂降至合适水平。

血脂异常患者在家进行食疗，应提倡“多吃谷类少吃肉”和“限制饮酒多喝茶”原则：

（1）多吃谷类少吃肉

①医学研究发现，饱和脂肪酸含量增多可升高血清总胆固醇（TC）。血脂异常患者每日摄入胆固醇的量不应超过300毫克（相当于1个鸡蛋），如已患冠心病者，每日摄取的胆固醇量应减少至200毫克。动物内脏（肝、肾、肚、脑等）及肉皮、羊油、牛油、猪油（肥肉）、蛋类（蛋黄），海产食品中墨鱼、干贝、鱿鱼、蟹黄等，均含胆固醇很多，应加以限制。专家指出，血脂异常患者如每天摄入肉类超过75克、每周蛋类超过4个，或每周食用油类煎炸食品达5~7次，都应视为不合理的膳食。

②患者应以谷类食物为主食，粗细搭配。我国营养学家推荐玉米、燕麦，可与大米、面粉等配合食用。豆

类、淡水鱼、植物油、蔬菜、水果等都含胆固醇较少，应适当多吃。豆类是我国传统食品，含丰富蛋白质、不饱和脂肪酸、钙及维生素 B_1、维生素 B_2、烟酸等，且大豆及其制品还有降胆固醇作用。膳食纤维可以阻止胆固醇的吸收，有利于降低血液黏稠度。

（2）限制饮酒多喝茶

①饮酒量增多，极易造成热能过剩而导致肥胖；同时，酒精在体内可转变为乙酸，乙酸使得游离脂肪酸的氧化减慢，脂肪酸在肝内合成为甘油三酯（TG），可引起明显的高脂血症。一般地说，饮酒量以每日摄入的酒精不超过20克（白酒不超过50克、红葡萄酒不超过100克）为宜。如有高血压、2型糖尿病与肝胆疾病等，则宜戒酒。饮酒可使甘油三酯（TG）在体内合成增加，因此，医学专家多主张限酒或戒酒。

②茶叶中所含的茶色素可降低血清总胆固醇（TC），防止动脉粥样硬化与血栓形成，因此医学专家主张多喝茶，喝绿茶比喝红茶更好。

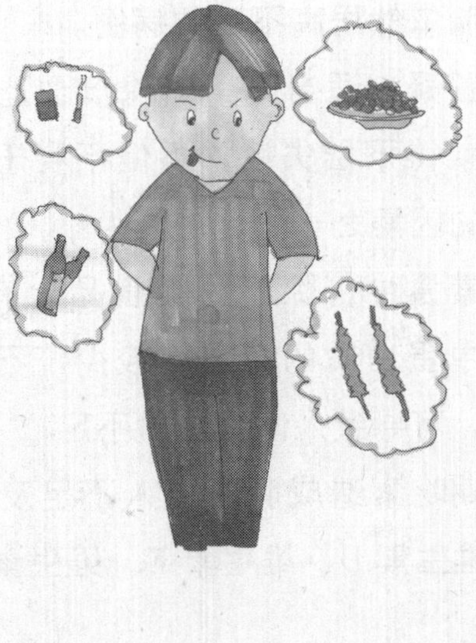

8 只要长期吃素就能降低血脂吗

众所周知，常食动物肥肉（含有大量饱和脂肪酸）会引发体内血脂过多，造成动脉粥样硬化，导致冠心病、脑卒中等。有些人因摄入脂肪太多，导致血脂异常。有人认为，只要长期吃素就能降低血脂，这是一种误解。

医学研究发现，血清总胆固醇（TC）的来源 1/3 由食物生成，2/3 由自身合成。影响血脂合成和代谢的因素相当复杂，尤其是已经出现脂肪代谢紊乱的患者，只靠吃素，血脂异常的情况未必能得到改善，即使完全素食，如果摄入不当，也可能升高血脂。临床上可见到长期吃素，但血脂依然居高不下的病例。

无可置疑，适当吃素对降低血脂有一定的作用。但长期吃素就得不偿失了，不但不利于健康，而且也是导致冠心病的因素之一。这是因为：

①在素食中，除了豆类食品含有丰富的蛋白质外，其他食物中蛋白质的含量均较少，不易被人体消化、吸收和利用，可导致人体蛋白质不足；

②长期吃素造成脂肪摄入不足及脂溶性维生素（维生素 A、维生素 D、维生素 E、维生素 K）和微量元素的

缺乏，可导致营养失衡，使人体的免疫力降低，从而使人易患疾病；

④长期吃素，其体内会缺乏维生素 B_{12}，可造成动脉血管内壁增厚，导致动脉粥样硬化，成为引发冠心病的危险因素。

现代医学提倡，血脂异常患者的饮食应谨记“3 多 3 少”原则：“3 多”即“多蔬果、多粗粮、多豆类”；“3 少”即“少食用油、少高脂肪和高胆固醇食物、少甜食和饮料”。基本做法是：

①应避免长期吃素食、甜食、咸食等不良饮食习惯。

②应少吃高脂肪、高胆固醇食物，如动物内脏、肉皮、猪油、肥肉、蛋黄、墨鱼、干贝、鱿鱼、鱼子、虾、蟹黄等。

③应多吃谷类，粗细搭配。适当多吃豆类、淡水鱼、蔬菜、水果等。

④应控制高热量食物，做菜时最好不要用油煎，应选用煮、蒸、烤等易于去除脂肪的方式进行烹饪。

⑤应配合“戒烟限酒，运动锻炼，减轻体重”等。

9 服用调脂药物应注意哪些事项

医学专家提醒，患者服用调整血脂的药物时，应当合理用药与安全监测，并注意以下事项：

①大多数患者对他汀类调脂药的耐受性良好，副作用通常轻且短暂，包括头痛、失眠、抑郁，以及腹泻、腹痛、恶心等消化道症状。有0.5%～2%的患者发生肝脏转氨酶升高，减少药量常可使升高的转氨酶回落。胆汁淤积和活动性肝病被列为使用他汀类调脂药的禁忌证。他汀类药物可引起肌病，包括：①肌痛：肌肉疼痛或无力；②肌炎：有肌痛症状，并伴肌酸激酶（CK）升高；③横纹肌溶解：有肌痛症状，伴肌酸激酶显著升高，超过正常上限的10倍。

②服用调脂药物应当做到5项注意：

一是坚持服药，这样才能稳定调脂疗效，防治心脑血管疾患。

二是严格按照医生处方服药，不可自行随意改变药物及剂量。

三是初次服药1～3个月内复查血脂和肝肾功能等，长期治疗过程中也应定期检查以上项目，以便及时调整剂量，纠正不良反应。

四是坚持饮食治疗，培养良好的生活习惯。

五是调脂药物可能会出现一些不良反应，如恶心、厌食、肌肉疼痛、转氨酶升高等，所以服药前应仔细阅读说明书，如有副作用，应及时就医，及时减少服药量甚至停药。

③应当注意易于发生肌病的情况：高龄；女性；体型瘦小、虚弱；多系统疾病（如慢性肾功能不全，若为糖尿病引起，应尤为注意）；合用多种药物；围术期；合用下列的药物：如贝特类调脂药、环孢霉素、抗真菌药、红霉素、克拉霉素、艾滋病病毒（英文缩写名：HIV）蛋白酶抑制剂、维拉帕米（商品名：异搏定）、胺碘酮等；饮大量西柚汁及酗酒；服用剂量过大。

④他汀类调脂药物应在空腹时服用，一般在饭后 3～4 小时或饭前 30 分钟至 1 小时左右服用效果最好。倘若吃饭时或饭后立即服用他汀类调脂药物，虽然部分患者能防止或减轻由药物引起的恶心等症状，但如果饮食中的脂肪含量较高，则可导致药物吸收障碍，影响有效的血药浓度，降低疗效。此外，他汀类调脂药物容易与食物中某些成分发生相互作用，引起变态反应，进而导致胃肠功能紊乱、肠道蠕动加剧，从而容易发生腹痛、腹泻等不良反应。因此，临床上一般建议患者在睡眠前服用。

10 儿童血脂异常咋办

很多人认为，血脂异常、冠心病是成人疾病，与儿童健康关系不大。但是越来越多的证据显示，导致人罹患心脏病的因素从幼年就开始存在。冠心病虽然是在中年以后发病，但却起源于儿童、青少年时期，血脂异常在儿童期即可存在，会加重冠心病的病变。

儿童血脂异常的判定，一般推荐使用 1992 年美国国家胆固醇教育计划专家委员会制定的“2 岁以上儿童高脂血症诊断标准”为判断标准。按照这一标准，儿童血脂的理想状态是血清总胆固醇（TC）＜4. 42 毫摩尔/升、低密度脂蛋白胆固醇（LDL－C）＜2. 86 毫摩尔/升，如果血清总胆固醇（TC）≥5. 2 毫摩尔/升或低密度脂蛋白胆固醇（LDL－C）≥3. 38 毫摩尔/升，则为高脂血症，介于这二者之间的称为“临界高值”，即可疑高脂血症。

儿童血脂异常并不少见。有些患家族性高胆固醇血症的儿童，其血清总胆固醇（TC）水平较正常人可高数倍以上，多在 10 余岁时就出现冠心病的临床症状和体征，如得不到有效的治疗，这些患者很难活到 30 岁。而且由于不良生活方式，肥胖、代谢综合征越来越多，儿童血脂异常也越来越常见。

随着生活水平的提高，许多儿童都面临过度肥胖的问题，出现越来越多的小胖墩，血脂异常也会接踵而至。虽然血脂异常并非胖人的专利，但无可否认，肥胖会增加高血脂的风险。有专家表示，有家族史的儿童最好提前定期检查胆固醇，如果家族史不明，属于超重高危人群的，最好也接受血脂检查。

那么，儿童血脂异常需要用药物进行干预吗？专家表示，儿童血脂异常的治疗和成人不同，首先应特别强调饮食干预。饮食干预是治疗血脂异常的基础，特别是对于儿童患者，饮食干预可能是最佳选择。饮食干预无效而需要药物治疗的儿童，也应继续饮食干预，以使疗效持久。

儿童血脂异常治疗原则：饮食干预是基础，药物治疗是保障。

医学专家建议，饮食干预包括：

①血脂异常儿童必须强调食物的多样化、全面、均衡、优质。严格控制脂肪摄取量。

②保证正常的生长发育，避免能量（热卡）摄入不足或超量摄入，维持理想的体重。

③学龄前期是决定人一生饮食习惯的重要时期，应采取健康的饮食方式。

④适量运动和心理平衡也有利于心血管健康和血脂正常代谢。

11 女性绝经后血脂异常有何特征

血脂异常十分常见，但患者性别不同，表现又各有特色。据调查显示，女性绝经后血脂异常有以下特点：

①女性绝经后血清总胆固醇（TC）水平高于同年龄男性。

②女性绝经后甘油三酯（TG）水平高于同年龄男性。

③女性绝经后高密度脂蛋白胆固醇（HDL－C）水平低于同年龄男性。

据调查资料显示：

①女性绝经后的血清总胆固醇（TC）和甘油三酯（TG）含量高于男性，其主要促成因素是停经后缺乏雌激素，同时也与女性绝经以后肥胖的人数增多、平均体重增加有关。

②在同样高的血清总胆固醇（TC）水平下，女性患者发生冠心病的危险性远小于男性，说明女性对血清总胆固醇（TC）升高的耐受性较男性好。

③甘油三酯（TG）对于女性来说，很可能是冠心病最危险的因素。据调查，90%甘油三酯（TG）升高的女性患者，都可能有发生冠心病的危险。

更年期是女性生理发生显著变化的时期，也是脂质代谢紊乱最易发生的时期，女性绝经后如果能保持经常的体力活动和合理的饮食习惯，这些紊乱多可以避免。女性绝经后血脂异常发生概率升高，冠心病危险性也增加，应用调脂药物治疗。

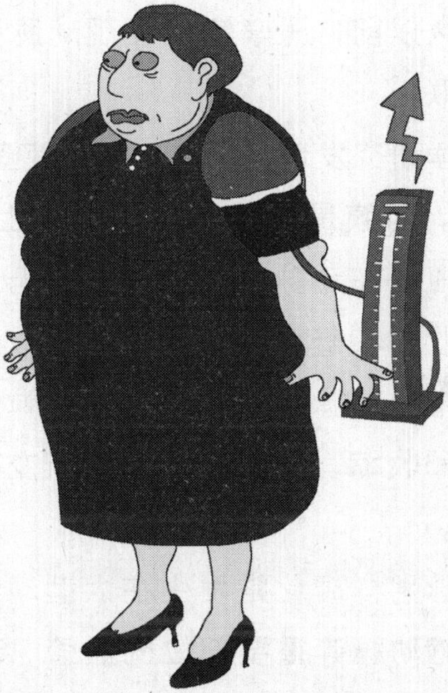

12 血脂异常与冠心病有何关联

很久以前，医学家就发现动脉粥样硬化与血脂异常密切关联。

医学研究发现，正常动脉血管壁分3层：内膜、中层和外膜。内膜是一层光滑的扁平上皮细胞，极为纤薄，可保证血液在动脉中的流动畅通无阻；中层由平滑肌组成，有收缩和舒张功能；外膜比较疏松，是一层保护组织。正常的动脉管壁柔软而富有弹性，能随心脏有节动地舒张和收缩，若其失去弹性而变硬，医学上统称为动脉硬化。

动脉粥样硬化常发生在大型动脉，如主动脉、冠状动脉、脑动脉等重要部位的血管。动脉粥样硬化是一种与脂质代谢障碍，特别是与胆固醇代谢障碍有密切关系的疾病，是导致心肌缺血、冠心病的最主要原因。

研究表明，当过多的胆固醇逐渐沉积在冠状动脉时，冠状动脉内皮细胞逐渐泡沫化，形成泡沫细胞，并在动脉壁上沉积，逐渐形成斑块（即冠状动脉粥样硬化），当冠状动脉粥样硬化发展到一定程度，这些斑块增多、增大，可堵塞血管，使血流变慢，严重时血流被中断，就可引起冠心病、急性心肌梗死。据统计显示，血清总胆固醇（TC）越高，冠心病发病越早，血清总胆固醇（TC）每降低1%，冠心病的发生率可降低2%。由此可见，血脂异常与冠心病关系密切。

如上所述，低密度脂蛋白胆固醇（LDL－C）增高是致动脉粥样硬化的基本因素。甘油三酯（TG）增高的后果是容易造成血稠，即血液中脂质含量过高导致的血液黏稠，黏稠血液在血管壁上沉积并堵塞血管，渐渐形成小斑块（即动脉粥样硬化），这些斑块渐渐增多，造成动脉腔狭窄，使血流受阻，导致心脏缺血、缺氧，从而导致冠心病的发生。

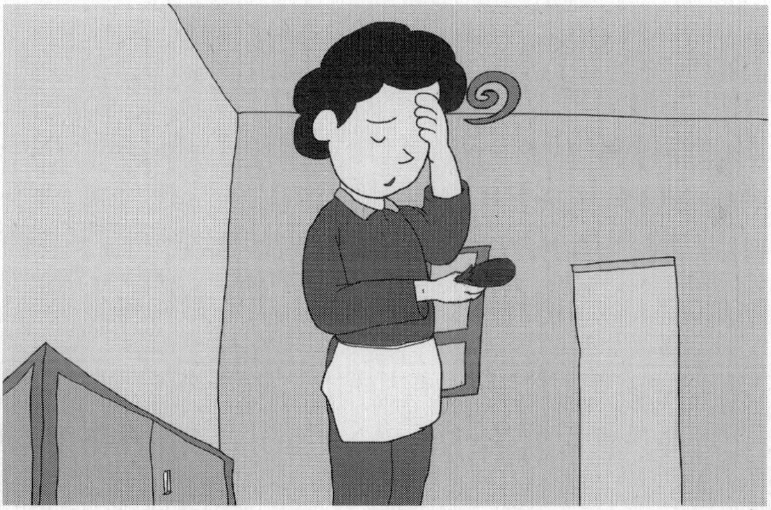

第三章

心肌梗死与冠心病的关联

1 急性心肌梗死是怎么回事

急性心肌梗死（俗称“急性心梗”）是冠状动脉急性、持续性缺血缺氧所引起的心肌坏死。我国近年来急性心肌梗死呈明显上升趋势，每年新发至少50万，现患至少200万。每年约有54万人死于急性心肌梗死。

急性心肌梗死90%以上是由冠状动脉粥样硬化病变基础上形成的血栓引起的，较少见于冠状动脉痉挛，少数由栓塞、炎症、畸形等造成管腔狭窄闭塞，使心肌严重而持久缺血达1小时以上。急性心肌梗死发生常有一些诱因，包括过劳、情绪激动、大出血、休克、脱水、外科手术或严重心律失常等。

急性心肌梗死是临床上最严重的心血管病之一，发病率、死亡率都很高，近年来不仅发病继续增多，而且还呈现低龄化趋势，严重危害人民健康。在国家公布的各类“医保”都必须覆盖的6种最严重的疾病中，急性心肌梗死名列第二，绝对不能忽视，一旦延误治疗就有可能失去生命，因此人们要了解急性心肌梗死的诊断方法，尽早的诊断才能及时地治疗。如果能抓住急性心肌梗死前的一些预警信号，及时进行治疗，就可以修复受损的心肌，减少心肌坏死的数量，有效提高患者的生活质量。

急性心肌梗死患者约70%有先兆症状，主要表现为：

①既往无心绞痛的患者突然发生心绞痛，或原有心绞痛的患者发作突然明显加重，或无诱因自发发作。

②心绞痛性质较以往发生改变，多有剧烈而持久的胸骨后疼痛（疼痛多表现为绞窄式、紧缩样、压迫感，伴有恶心、呕吐等，持续时间长，一般均超过15分钟），休息及含服硝酸酯类药物不能完全缓解。

③患者常伴有烦躁不安、出汗、恐惧、胸闷或有濒死感，伴有血清心肌酶活性增高及进行性心电图变化。

④少数患者无明显心绞痛，发病初始就出现低血压（即休克）或急性心力衰竭（气促、不能平卧、大汗、泡沫样痰等），常可危及生命。

⑤冠心病患者突然出现不明原因的心律失常、心力衰竭、休克或晕厥等情况时都应想到急性心肌梗死的可能性。对疑似急性心肌梗死的患者，要及时作心电图检查，并注意追随观察和对比。

目前，多数医院具有急性心肌梗死急救系统，为急性心肌梗死患者开放了绿色急救通道，方便患者及时到达心血管内科重症监护病房（CCU），短时间就可以完成心电图检查、心肌酶谱、肝肾功能和电解质等相关检查，尽早药物或急诊介入治疗，尤其是急诊冠状动脉造影和支架植入治疗，明显缩短了缺血心肌再灌注时间，大大降低了急性心肌梗死的死亡率。

2 急性心肌梗死在家中如何紧急处理

医学临床发现，急性心肌梗死发生死亡的患者中约50%在发病后1小时内于院外猝死。急性心肌梗死发病后120分钟是疏通血管的理想时间，每拖延1分钟，就会有大量的心肌细胞死去。患者死因主要是致命性心律失常，显然，急性心肌梗死患者从发病到治疗存在时间延误，其原因有患者就诊延误，以及院前转运、入院后诊断和治疗准备所需的时间过长等，其中以患者就诊延误时间最长。

急性心肌梗死患者院前急救的基本任务是：帮助患者安全、迅速地转运到医院，以便尽早开始冠状动脉再灌注治疗（如急诊介入治疗），缩短患者就诊延误的时间和院前各种延误时间。

家中有急性心肌梗死的患者，患者自己及家属应当如何紧急处理呢?

①安静。患者立即卧床休息，停止任何主动活动和运动，开窗通风，保持室内空气新鲜，不要翻身，周围的人也不要大声说话，让患者保持情绪平稳，保持空气流通以利于患者呼吸。发病4小时内，发生猝死的危险性

最大，任何搬动都会增加心脏负担，危及生命。如果此时患者处于活动状态，心肌的耗氧量必然增加，进一步增加心脏负担，病情会随之加重。因此，在救治急性心肌梗死患者时，翻身活动、搬运不当等造成患者耗氧量增加的行为，都有可能是患者猝死的首要原因。

②镇痛。患者立即舌下含硝酸甘油片。取 1 片硝酸甘油片让患者含在舌下，或喷雾吸入硝酸甘油，若不缓解，5 分钟后可再含服 1 片。

③抗凝（抗血小板凝集）。若无禁忌，立即口服水溶性阿司匹林或嚼服肠溶阿司匹林 150 ~300 毫克。

④吸氧。有条件（家里备好氧气袋）时应立即吸氧。

⑤复苏。经上述急救见效不明显时，如果患者突发面色青紫、抽搐、口吐白沫、意识不清、呼吸微弱或停止和瞳孔散大等征象，提示患者可能发生了心室颤动导致心脏骤停（猝死），此时应紧急给予胸外按压和人工口对口呼吸，等待急救车的到来。

⑥求救。若胸痛 20 分钟不缓解或严重胸痛伴恶心、呕吐、呼吸困难、晕厥，并且大汗，立即与医院、急救中心联系，请医生速来抢救或送医院抢治。如果没有救护车，应用平板车或担架送患者，切忌让患者自行上救护车，或步行、乘坐公共交通工具（出租车、公共汽车、地铁等）去医院，避免心肌梗死面积扩大或发生心脏骤停。

3 为什么急性心肌梗死患者伴打呼噜要小心

“打呼噜”是睡眠呼吸暂停综合征的俗称，也称“打鼾”、“鼾症”，临床上主要表现为睡眠时频繁发生呼吸暂停的现象。

（1）睡眠呼吸暂停综合征诊断标准

①患者每晚7小时睡眠中，呼吸暂停及低通气反复发作在30次以上和（或）呼吸暂停低通气指数≥5次/小时；

②呼吸暂停是指口鼻气流停止10秒以上；

③低通气是指呼吸气流降低到基础值的50%以下并伴有血氧饱和度下降超过4%；

④多导睡眠监测是诊断睡眠呼吸暂停综合征的“金标准”。

（2）睡眠呼吸暂停综合征临床表现

①夜间打鼾，往往是“鼾声—气流停止—喘气—鼾声”交替出现，严重者可以憋醒；

②睡眠行为异常，可表现为夜间惊叫、恐惧、呓语、夜游；

③白天嗜睡、头痛、头晕、乏力，严重者可随时入

睡。部分患者精神行为异常，注意力不集中、记忆力和判断力下降、痴呆等；

④个性变化，如烦躁、激动、焦虑；

⑤患者多有肥胖、短颈、鼻息肉，鼻甲、扁桃体及悬雍垂肥大；软腭低垂、咽腔狭窄、舌体肥大、下颌后缩及小颌畸形；

睡眠呼吸暂停综合征常可引起高血压、心律失常、急性心肌梗死等多种心血管疾病。

(3) 急性心肌梗死患者打呼噜可能发生猝死

睡眠呼吸暂停综合征不仅有睡眠打鼾和日间极度嗜睡等症状，还由于低通气或呼吸暂停引起反复发作的低氧高碳酸血症。机体缺氧的结果可能导致既往存在心脑血管疾病，尤其是缺血性心血管病的患者病情加重。对于急性心肌梗死患者来说，组织缺氧突然加重甚至可诱发猝死，而这种死亡往往在睡梦中悄然而至，令人措手不及。因此，应当及时治疗“打呼噜”，防止缺氧、猝死的发生。

(4) 患者减轻体重和改良生活模式对治疗很重要

口腔矫治器对轻、中度患者有效。而中、重度患者往往需用持续气道正压通气治疗。对有鼻、咽、腭、颌解剖异常的患者可考虑相应的外科手术治疗。

4. 急性心肌梗死患者护理事项有哪些

临床上，急性心肌梗死患者护理事项主要包括以下几个方面：

①休息护理：患者发病12小时内应绝对卧床休息，建立一个良好舒适的休养环境，病室安静、整洁，减少探视。病重或有并发症的患者，卧床时间不宜太短。

②饮食护理：急性心肌梗死患者发病后4～12小时内给予流质饮食，以减轻胃扩张。随后过渡到低脂、低胆固醇清淡少盐饮食。饮食宜注意多吃新鲜蔬菜和水果，严格限制总热量、胆固醇、脂肪、糖的摄入，不吃动物内脏、肥肉、蛋黄等食物。少食多餐，进食不宜过饱，食物以易消化、含较少脂肪而少产气者为宜，严禁暴饮暴食，以低盐、低胆固醇、低脂肪及高纤维饮食为主。原则上应做到“三低”，即低热量、低脂肪、低胆固醇。另外，不要吃太饱，七八分饱为宜；食物以易消化、含较少脂肪而少产气者为宜。

③给氧护理：给予氧气吸入，氧流量2～5升/分钟，改善心肌缺血的症状，减轻心绞痛。

④心理护理：患者一旦发病，心理变化复杂，思想

负担重，可直接影响治疗和康复。急性心肌梗死患者应避免生气发怒、过于兴奋、抑郁悲伤等不良情绪，轻松愉快的心情有利于疾病的康复。患者应保持情绪乐观、心胸豁达、遇事不怒、心境平和，因此，做好患者的心理护理显得尤为重要。治疗过程中，允许患者表达内心感受，给予心理支持，对患者要主动热情，缓解患者的恐惧心理，建立良好的医患关系，鼓励患者建立战胜疾病的信心，积极配合治疗和康复。

⑤排泄护理：评估患者排便状况，合理饮食，及时增加富含纤维素的食物如蔬菜、水果、杂粮的摄入；无糖尿病的患者每天清晨给予蜂蜜 20 毫升加温开水同饮；适当按摩腹部（顺时针）以促进肠蠕动；维持正常的排泄习惯，避免便秘及闭气用力排便；在无腹泻的情况下可应用缓泻剂，以防止便秘时用力排便导致病情加重。

⑥用药护理：按时、按量服用药物，密切观察药物不良反应。

⑦康复指导：向患者讲解病情的演变。患者病情稳定后要适量活动，让其了解目前主张早期运动，以实现早期康复。合理的康复运动有利于心功能恢复，可避免静脉血栓形成等并发症。鼓励患者活动，并在活动方式和活动量上给予指导、监测。在患者活动时，医护人员要密切观察病情变化，使患者有安全感，逐步树立战胜疾病的信心。

5 你知道早晨是心梗发病的“魔鬼时段”吗

通过临床仔细分析急性心肌梗死的发病规律，可以看到2个显著特点：一是一年之中冬季多，二是一天之中早晨多。

在清晨，由于生物钟效应，随着太阳升起，大脑思维开始活跃，交感神经张力增高，血中肾上腺素、儿茶酚胺及皮质激素浓度升高，体内生理代谢增强等一系列变化，使心脑局部血管狭窄及缺血加重，并促使不稳定的粥样硬化斑块损伤或破裂，造成动脉血栓形成，使血管堵塞，引发急性心肌梗死。

冬季清晨，是急性心肌梗死发病的“魔鬼时段”。急性心肌梗死的发病与气温呈明显的逆相关，即气温越低，发病率越高。因为天气寒冷，气温下降，使人体交感神经兴奋，小血管收缩，血压升高，心率加快，并使血中纤维蛋白原增加，纤溶活性下降，血液处于高凝低溶状态，同时激活血小板，使血小板聚集性增高，血液黏度增加，易于形成动脉血栓。

因此，对于冬季清晨锻炼的中老年人，如果是跳广场舞，总时间不应超过1小时，跳舞之前最好先做5～10

分钟热身运动，跳舞强度以轻微出汗为准，跳完后原地休息 10 分钟左右，做些动作缓慢、放松的整体运动。如果身体条件不适合跳广场舞，那么，太极拳、散步等比较和缓的运动方式也是不错的选择。有冠心病、脑血管疾病的中老年人不宜太早起来到室外运动。

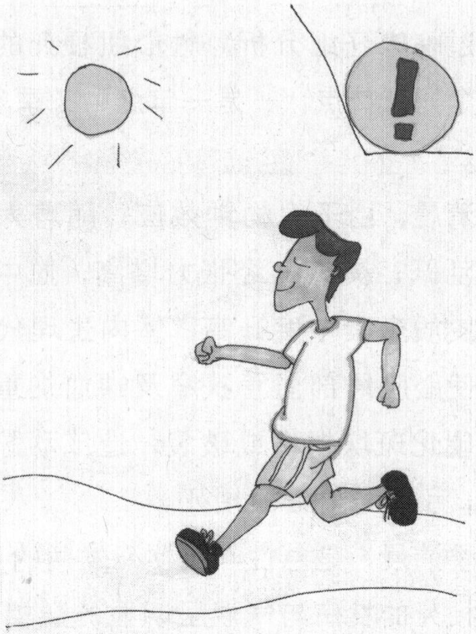

6 夜间突发心梗，如何尽早进入急救绿色通道

夜间突发急性心肌梗死的患者往往因耽误时间而错过抢救时机。

夜晚睡眠，0～2 时是急性心肌梗死好发时间，此时气温最低，加之患者夜晚睡眠时迷走神经张力增高，心率减慢，血压下降，易出现心律失常。再加上睡眠时人体比较缺水，血液黏稠度增加，容易发生急性心肌梗死。统计发现，20% 的急性心肌梗死属于夜间睡眠相关性心脏事件。

冠心病患者一旦夜间发生急性心肌梗死，时间是非常宝贵的。越早采取措施，心肌梗死的面积越小，预后就越好。美国心脏病学会将急性心肌梗死患者从就诊到接受冠状动脉介入治疗（PCl）的最佳治疗时间定为 90 分钟。

然而，真正能在起病后 90 分钟内接受冠状动脉介入治疗（PCl）的患者并不多，尤其是夜间发病的患者。因为：①有些患者怕影响家人，强忍着等到天亮才去医院；②有些独居老人等到孩子白天回来后再去医院；③有的患者发病后自己步行、骑自行车到医院，这会增加心肌

负荷，增加耗氧量，路途中易出现心脏骤停而死亡。

那么，当夜间突发急性心肌梗死时，家人应如何尽早使患者进入急救的绿色通道呢?

①患者首先要保持镇静，立即卧床休息，加强监护，尽可能减少活动；保持空气流通，尽快吸入氧气；舌下含服硝酸甘油；立即拨打“120”急救电话，等待急救车的到来。如果没有救护车，应用平板车或担架送患者去医院，切忌让患者自己步行前往，以避免心肌梗死面积扩大或发生心脏骤停。

②特别强调的是，由急救中心派出的急救车，是配备有经过特殊训练的救护人员、急救药品和除颤器等设备的救护车。救护人员到达现场后，可以迅速判断患者的病情，做出初步诊断，还会对患者进行测量血压和心电图等检查。一旦明确为急性心肌梗死，立即会给予相应的紧急处理，待病情平稳后，再将患者送到附近的医院急救。

③患者到达医院后，治疗的关键是尽快使梗死相关血管再通，使心肌得到及早再灌注，缩小梗死的范围。而急诊冠状动脉介入治疗（PCl）加支架植入术是目前国际上认可的安全有效的方法，手术成功率高达95% ~97%。在治疗过程中最关键的是抢救应尽早，且医院必须配备24 小时随叫随到、能争分夺秒进行急诊冠状动脉介入治疗（PCl）的团队。

7 无痛性心肌梗死的症状有哪些

顾名思义，无痛性心肌梗死是指急性心肌梗死时患者缺乏典型的心绞痛症状，或仅表现为轻微的胸闷，其发生与年龄、吸烟、脑循环障碍、糖尿病、急性心肌梗死并发症及心肌梗死部位有关，临床表现除症状不典型外，心电图以及心肌酶学或心肌标志物的动态演变均与有典型胸痛症状的急性心肌梗死相似，治疗原则与有典型胸痛症状的急性心肌梗死也相似。有人说，无痛性心肌梗死就像一个“隐形杀手”，让人防不胜防。

无痛性心肌梗死的症状有哪些呢?

临床医学经验表明，凡遇到下列情况时，应高度怀疑无痛性心肌梗死的可能。

①近期屡次发生胸背部闷胀、沉重或气短。

②出现阵发性呼吸困难，不能平卧；咳嗽，咳白黏痰或粉红色泡沫痰。

③突然出现心慌、上腹部堵闷、不适、恶心、呕吐、面色苍白、出冷汗、四肢发凉。

④老年人突发神志不清或意识丧失、脑卒中等。

⑤糖尿病患者出现昏迷。

⑥不明原因的血压下降，尤其在近期内出现者。

⑦突发的不明原因的晕厥或抽搐者。

因此，临床上遇到上述情况时，应及时做心电图等相关检查，进一步明确诊断，以免延误病情。

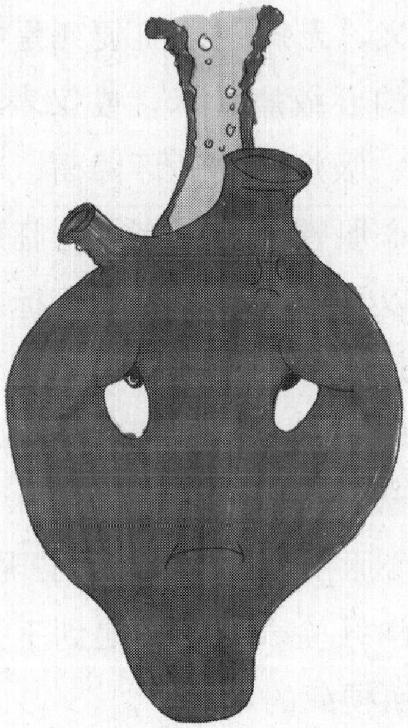

8 为什么要重视青年心肌梗死

长期以来，冠心病、急性心肌梗死多见于老年人，而如今它已不再是老年人的专利。由于青年人不良生活习惯（长期吸烟、饮酒；喜好吃高盐、高脂、高胆固醇的食物；缺少运动，宁可开车，也不愿走路；上班坐办公室，回家坐沙发，运动量极少等），促使冠心病、急性心肌梗死的发病年龄提前。

青年心肌梗死，临床上是指年龄在40岁以下的青年，不论病因如何而发生的急性心肌梗死。90%以上患者在31～40岁首次发病，男性多于女性，绝大多数患者发病前无心绞痛病史，而发病时则表现为典型的缺血性胸痛，多数患者首次发病以典型的缺血性胸痛就诊。发病突然，症状严重，患者年龄轻，对急性心肌梗死往往缺乏足够的认识，这是常引起误诊的原因之一。因此，青年人一旦出现典型的缺血性胸痛，应高度警惕有发生急性心肌梗死的可能。对可疑病例应及时描记心电图和测定心肌酶，以便早期明确诊断。

部分青年心肌梗死以猝死为首发表现，生前不能明确急性心肌梗死的诊断，以致失去救治时机。然而，青年心肌梗死的急性期及远期致死率较低，出院后病情稳定，劳动力可以恢复，由此可见，青年心肌梗死患者的近期及远期预后均较好。所以全面认识和了解青年心肌梗死的规律性及特点，对于预防和成功救治青年心肌梗死都是十分重要的。

当今，社会经济发展促进了生活方式如饮食、体力活动、应激及嗜好方面的变化，这些变化使青年人过早地暴露于心血管的危险因素如高血压、高血脂、高血糖、高体重等之中，暴露的危险因素越多、时间越长，危险性就越高，致使青年人过早地患心血管疾患甚至急性心肌梗死。青年心肌梗死患者发病前多有明显的诱因，促发因素有短时间内大量吸烟、过度饮酒及暴饮暴食、过度劳累、精神紧张、情绪激动等。

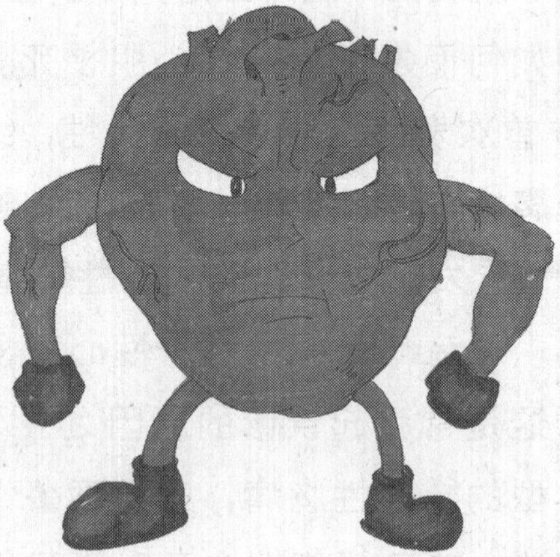

9 急性心肌梗死患者出院应注意什么

急性心肌梗死患者出院应注意什么呢？

①患者出院后需注意调节心理。实际上，急性心肌梗死患者经过一段时间治疗，能够像住院前一样生活。有资料表明，出院后半数以上的患者能够恢复工作，90%的患者经过6个月的治疗能够重返原来的工作岗位。所以，只要患者密切配合治疗，就不必产生思想顾虑。

②患者出院后需注意合理膳食。部分患者住院后活动少，体重有所增加，这对疾病的痊愈是不利的。患者应减少动物性脂肪和含胆固醇高的食物（如肥肉、动物内脏、蛋黄、鱼子等）的摄入，提倡平淡膳食，限糖、限盐，适当增加含维生素E的坚果、植物蛋白（豆类和豆制品）和新鲜蔬菜、水果的食用，每餐只吃七八分饱。

③患者出院后需注意适当运动。出院后应根据自己的体力，制订一个健身计划，按期进行适度活动，这对体力的恢复和全身血液循环的改善大有益处，而且有利于心肌梗死部位侧支循环的建立。运动项目可选择散步、体操、太极拳等，以增加末梢血管的血液回流，降低血管阻碍，减轻心脏的负担。

④患者出院后需注意观察病情。由于患者出院后有可能再次发生急性心肌梗死、心律失常、心功能不全和脑血管病等，所以，患者应注意自我感觉的变化，如又发生或又加重的心慌、气短、心前区闷痛、头晕、四肢麻痹无力等症状，应及时就诊并立刻行心电图检查。

⑤患者出院后需注意预防疾病。应随时注意天气变化，根据天气波动状况及时增减衣物，预防受凉。如果发生感冒、发热、腹泻等症状应立刻治疗，以防引发心功能不全或心律失常。

⑥患者出院后需注意定期复查。出院后的患者应按医生要求定期复诊，复诊内容包括：观察患者服用调脂的他汀类药物后有无肝功能损害及肌肉损害；观察患者服用阿司匹林后有无消化道出血；复查心脏彩超，观察有无心功能不全；患者有无同时治疗高血压病、糖尿病等，这些疾病如果未能积极控制，将会恶化急性心肌梗死患者的预后，降低患者的生存率。

⑦做冠状动脉支架植入术的患者出院后需注意遵医嘱服药。切忌自己做主，自行调整药量，或者停药、减药。

第四章

冠心病常见的手术治疗

1 冠心病介入治疗的术后护理需注意什么

为保证冠心病介入治疗（PCI）的成功，术后护理也十分重要。

冠心病介入治疗（PCI）术后护理工作包括以下4点：

①监测患者生命体征：术后患者回CCU病房，根据病情进行常规心电监护12～24小时，密切观察心率、血压、心电图变化，以确定患者是否存在胸痛、胸闷、心慌等症状以及心律失常表现。

②穿刺侧手部的观察与护理：术后即可拔管，用弹力绷带加压包扎或使用压迫器，判断包扎松紧。如患者主诉手部麻木，手指颜色发紫，提示包扎过紧；如局部渗血，提示压迫不到位或包扎过松，均需要重新包扎。6～8小时后解除包扎，24小时内严密观察指体的色泽、指温、指腹张力等。穿刺侧上肢在3天内严禁加压，监测血压应在对侧上肢或腘动脉。1周内勿揉抓穿刺点，并保持干燥、清洁。

③促进造影对比剂排泄：鼓励患者多饮水，以促进造影对比剂的排泄，避免引起肾功能损害。患者24小时

饮水量至少应大于1500毫升，向其说明饮水的重要性，必要时遵医嘱予以静脉补液。

④术后手腕部活动的指导：术侧腕关节酌情制动8～10小时，主动活动肩、肘及手指关节。患者术侧手指适当活动并给予手掌局部按摩，能有效改善局部的血液循环，显著降低手部肿胀的发生率。

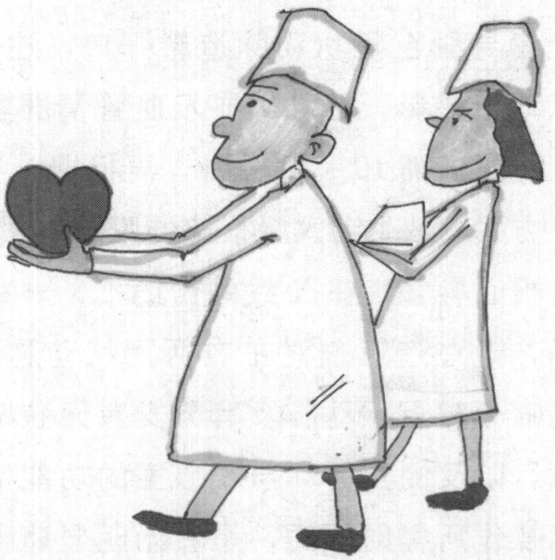

2 何为冠状动脉造影术

目前，冠状动脉造影已成为冠心病诊断的“金标准”。

冠状动脉造影术是通过外周动脉血管送入直径为2毫米的造影导管至冠状动脉造影开口，注入少量造影剂，使冠状动脉显影，可准确显示血管情况。它的检查创伤轻微，一般仅需10～20分钟，再根据血管情况进一步选择治疗方案。从患者大腿根部的股动脉或上臂的肱动脉，送入一根心导管，在X线的帮助下，一直进入心脏的冠状动脉，通过造影剂对左右两冠状动脉进行造影检查，即可清晰分辨冠状动脉及其分支有无狭窄，狭窄的部位及程度，以及侧支循环与左心室的功能情况。冠状动脉造影术操作所需时间短，患者无明显痛苦，操作完毕后拔除导管，局部加压包扎。经股动脉穿刺术造影者，卧床休息1天后就可活动；而经桡动脉穿刺术造影者则更方便，术后无须卧床。

（1）冠状动脉造影术的适应证

①有冠心病家族史者；

②有冠心病危险因素（如糖尿病、高血压、高血脂

和吸烟等）者；

③临床上出现冠心病的症状（如心绞痛、心律失常）者；

④不能解释的心功能不全者；

⑤高度疑诊冠心病（心电图可正常或不正常），经上述综合方法难以确定冠心病者；

⑥已被诊断为冠心病心绞痛、急性心肌梗死，甚至已出现并发症（如室壁瘤）者；

⑦外科冠状动脉搭桥术前的患者；

⑧经皮冠状动脉介入治疗——经皮冠状动脉内成形术＋冠状动脉内支架植入术术前或同时的患者；

⑨中老年非冠心病，但需要外科手术治疗，需了解冠状动脉情况的心脏病患者。

（2）冠状动脉造影术的禁忌证

①对造影剂（碘剂）过敏者；

②有严重的重要器官（如心、肺、肝、肾）功能不全者；

③有严重心律失常（如第Ⅲ度房室传导阻滞）者；

④有严重的电解质紊乱者；

⑤有可能出现心力衰竭、休克等严重不良后果的患者；

⑥有凝血障碍、发热和患有感染性疾病的患者。

3 何为冠状动脉 CT 血管造影术

冠脉 CT 血管造影术是利用 CT 结合快速推进造影和数字减影技术以及计算机三维重构技术，来对冠状动脉血流情况进行显影，实际上是通过多排螺旋 CT 对冠状动脉进行扫描，从而了解冠状动脉病变情况。

（1）冠脉 CT 血管造影术的主要优点

①无创性检查，价格相对便宜，大部分患者易于接受；

②可判断病变程度，有助于治疗方案的制订，减少盲目性；

③充分了解左、右冠状动脉的开口情况及病变近端的迂曲程度，尤其经桡动脉冠状动脉介入治疗时做到心中有数，提高成功率；

④更准确地评价各种冠状动脉畸形等。

（2）冠脉 CT 血管造影术的缺点

①心率超过 70 次/分、心律不齐或心功能衰竭时图像不清楚；

②清晰和准确程度不如冠状动脉造影，冠状动脉细小分支不能充分显示；

③对冠状动脉血流的动态观察不如冠状动脉造影；

④对冠状动脉支架内再狭窄的评估受限等。

综上所述，冠脉 CT 血管造影术虽然不能代替冠状动脉造影成为诊断冠心病的“金标准”，但诊断冠心病的准确性达 90% 以上，仍然具有临床实用性及发展前景。

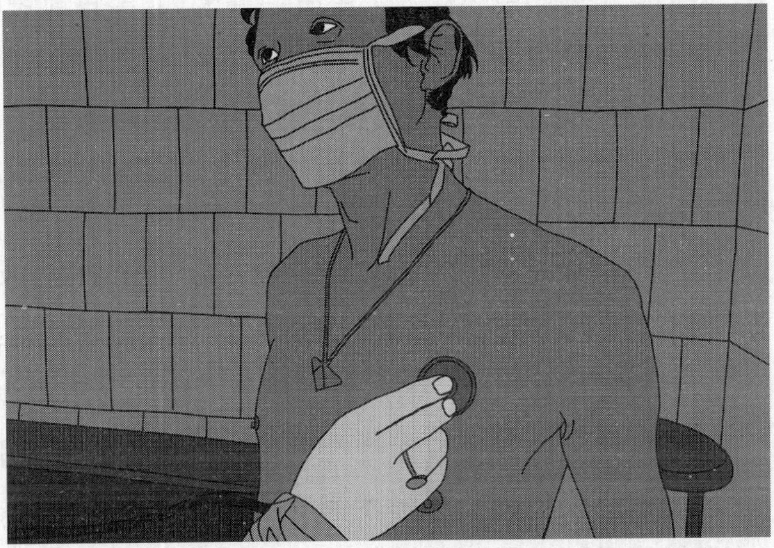

4 什么是冠脉成形术与支架植入术

经皮冠状动脉腔内成形术及冠状动脉内支架植入术（简称“支架植入术”、“支架安置术”）是目前冠心病治疗中最常用的介入疗法，临床上统称为“经皮冠状动脉介入治疗”。因其操作简便，痛苦小，术后恢复快，而且在紧急情况下能迅速达到血管重建、开通血管等，已成为冠心病治疗的首选方法。

①冠脉成形术：穿刺大腿根部股动脉或上肢桡动脉（切口仅1~2毫米），将冠状动脉扩张导管插入冠状动脉的狭窄或阻塞部位，能对血管局部有控制地压迫或撕裂，而造成整个血管壁或邻近血管段的损伤，起到扩张冠状动脉的作用。冠脉成形术具有微创性、再通率高、冠状动脉开通时间早、残余狭窄、死亡率低等特点。

②支架植入术：利用PCI技术将支架植入冠状动脉狭窄处并扩张支架，利用支架的金属支撑力消除狭窄来治疗冠心病。手术时患者只需局部麻醉，穿刺口小；手术后患者的心肌供血明显改善，心绞痛消失，第二天就可以下床活动。冠状动脉内支架植入术最突出的优点是能改善冠脉成形术即刻的效果，还能有效降低后期的冠状

动脉再狭窄发生率。

专家指出，支架植入术并非万能，术后病因仍无法解除。因此，除了遵医嘱继续服药之外，术后患者更要保持良好的生活方式：

第一，吸烟的患者必须要戒烟，饮酒的患者必须要限酒；

第二，伴高血压和糖尿病患者要将血压、血糖控制在合理范围内，建立合理的饮食结构，饮食宜清淡、低脂、低胆固醇，多吃新鲜蔬菜、水果，适当摄入瘦肉、鱼肉、豆制品、奶制品等；

第三，血脂控制应严格，在专科医生指导下服用他汀类调脂药物，切莫滥用；

第四，要根据医嘱口服阿司匹林、氯吡格雷等防止血小板聚集的药物。

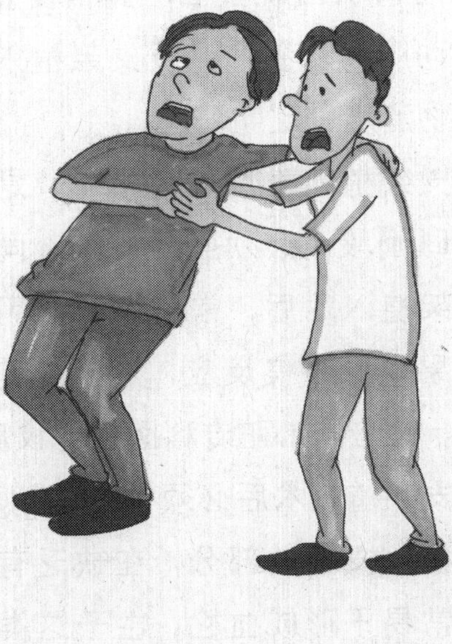

5 冠心病患者植入支架后应注意什么

冠心病患者植入支架后仅仅是疏通了堵塞的冠状动脉管道，其原有的血脂异常、血管内皮损害以及其他一些致病因子，都不会因为植入了支架而改变。尤其是对于一些存在多处动脉粥样斑块病变的患者来说，支架植入术只能解决部分斑块脱落造成的局部血管堵塞或血管狭窄问题，并不能全面解除病变造成的威胁，这就是许多患者术后再次出现狭窄、病情复发的原因。因此，要预防冠状动脉再次狭窄，行支架植入术后的第一年一定要坚持药物治疗、定期复查。

①行支架植入术后的前半年，是最容易发生支架内再狭窄的时间段，必须坚持服药，同时还要注意自我观察。行支架植入术后，常常需要服用较多种类和数量的药物，如果发生不良反应，应尽快到医院就诊，需要停用药物时，也应与心脏专科医生商议后再决定。

②行支架植入术后必须常规使用联合抗血小板治疗，因为血管植入支架的部分，在缺乏有效抗血小板药物的保护下非常易于形成血栓。由于这类药物可能会影响血小板和白细胞，因此在服用期间，尤其是开始阶段（1～

2 周）需到门诊复查血常规，若出现皮疹、皮肤出血点和瘀斑，以及其他出血情况，应及时到医院就诊。

③行支架植入术后要定期检查，控制好血压、血脂、血糖和血黏度。原有高血压、糖尿病和脑血管病的患者，要更重视原发病的治疗和定期检查。

④行支架植入术后要控制好冠心病的易患病因素，如降血脂、戒烟、控制血压、降血糖、维持正常体重等。所有植入支架的患者都应常规服用他汀类药物。

⑤行支架植入术后要改变生活方式，根据自己的实际情况进行锻炼，如散步、做体操等。注意饮食清淡，多吃富含维生素 C 的水果和绿色蔬菜。注意控制自己的情绪，保持乐观的生活态度。

⑥行支架植入术后要观察病情，如果术后一个月内出现胸闷、胸痛，要考虑是否有血栓形成。半年内出现胸闷、胸痛，尤其是与以前发病时的症状相似，应高度怀疑发生了再狭窄（即植入支架的部位又狭窄了）。一旦出现这类症状，患者需再次入院复查冠状动脉造影。

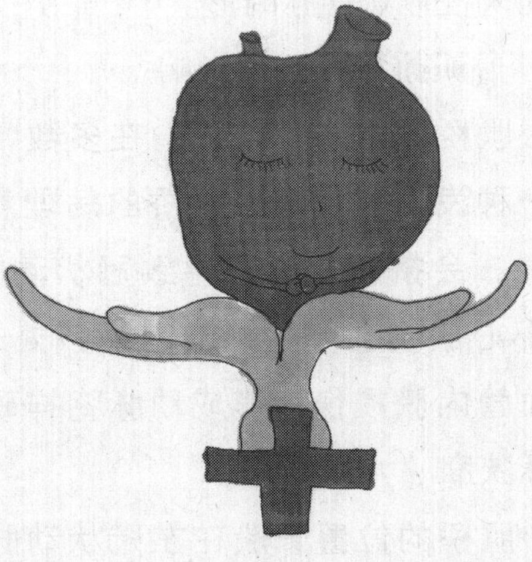

6 冠状动脉造影诊断心肌桥是怎么回事

大家知道，心脏冠状动脉及其分支一般行走于心外膜下的脂肪组织中。医学实践发现，有一部分患者冠状动脉行走入心肌纤维中，在心肌内行走一段距离后复出到心肌表面来，这一段行走入心肌纤维的冠状动脉叫作“壁冠状动脉”，或者“壁内冠状动脉”，而覆盖在壁冠状动脉上的心肌纤维被称为心肌桥（也称“冠脉肌桥”、“心肌肌桥”）。据统计，冠状动脉造影中心肌桥的检出率为0.5%～2.5%。

心肌桥经常发生在冠状动脉的左前降支，是一种较常见的先天性冠状动脉畸形。

（1）心肌桥对心脏的影响

①心肌桥通常为良性的。在多数情况下，心肌桥被认为是一种良性病变。心肌桥的病理意义主要是：当心脏收缩时，会挤压血管，导致冠状动脉管腔相对狭窄，影响局部心肌供血。另外，因为该处长期的血流异常，易造成血管内膜损伤，形成动脉粥样硬化斑块等，引起冠状动脉狭窄。

②心肌桥的位置一般在左冠状动脉前降支。由于心

肌的血流灌注一般发生于舒张期，心肌桥仅使收缩期的冠状动脉血流减少5%～30%，一般不会引起明显的血流动力学障碍。

③少数有心肌桥的患者表现为胸痛、心悸、气喘、心律失常、心力衰竭。据报道，越来越多的证据证实，心肌桥可能导致心绞痛、冠状动脉痉挛、急性心肌梗死、危及生命的心律失常和心脏性猝死。

(2) 心肌桥的诊断

如何诊断心肌桥呢？以前主要依靠冠状动脉造影，现在随着血管内影像技术的成熟，冠状动脉内血管镜、血管内超声、冠状动脉内多普勒血流等测定也可帮助心肌桥的诊断。

(3) 心肌桥的治疗

无症状的心肌桥患者不需要治疗。有症状者可给予：①药物治疗，如硝酸酯类制剂、β受体阻滞剂、钙拮抗剂等；②手术治疗，心肌桥切除术、冠状动脉松解术和冠状动脉搭桥术。

7 何谓冠状动脉搭桥术

顾名思义，冠状动脉搭桥术是让心脏搏出的血从主动脉经过所架的血管桥，流向狭窄或梗死的冠状动脉远端而到达缺血的心肌的一种技术。冠状动脉搭桥术可以改善心肌的缺血、缺氧状态，解除心绞痛症状，达到提高患者生活质量并延长其寿命的目的。简单地说，就是在冠状动脉狭窄的近端和远端之间建立一条通道，使血液绕过狭窄部位而到达远端。这种心肌血运的重建术，就是冠状动脉搭桥术（也称“冠状动脉旁路移植手术”）。因此，有人形象地将其称为在心脏上架起了“桥梁”，俗称“搭桥术”。

冠状动脉搭桥术始于20世纪60年代（1964年），其方法是取自身的下肢静脉（常为位于腿部的大隐静脉）或内乳动脉、胃网膜右动脉、桡动脉、腹壁下动脉等作为搭桥的材料，在体外循环下，全身麻醉，使心脏停搏，并在主动脉与冠状动脉病变的远端之间搭桥。一般地说，静脉“搭桥”损伤小些，操作相对简单，但远期效果比动脉差，适用于年龄较大的患者，一般认为，静脉“搭桥”的10年通畅率为60%～70%。动脉“搭桥”损伤大，技术要求高，手术相对难一些，但远期效果较好，适用于较年轻的患者。通常，80 岁以上的老人单独用大隐静脉“搭桥”；60 岁以下者，可考虑动脉“搭桥”。

冠状动脉搭桥术术前必须做冠状动脉造影检查，以明确冠状动脉狭窄的部位和程度，据此决定“搭桥”的数目和位置。还要作超声心动图、心电图、肺功能、肝功能、肾功能、大小便常规等检查，以了解全身各脏器的功能状况。此外，术前还要严格控制感染，停用阿司匹林等药物，练习腹式呼吸，避免精神过度紧张等。

对有冠状动脉多支血管病变、弥漫性病变，以及合并瓣膜病变、室壁瘤的冠心病患者而言，冠状动脉搭桥术是相当有效的治疗方法。冠状动脉搭桥术对缓解心绞痛有立竿见影的效果，许多患者在术后几天，便能上下楼梯。若恢复良好，1 周后便能外出；术后 1 ~2 个月，能胜任轻便工作；术后 3 ~4 个月，基本复原。

需要提醒的是，影响冠状动脉搭桥术效果的一个重要因素是术前的心功能状况。有心绞痛的冠心病患者应尽早去医院就诊，作冠状动脉造影检查，千万不要等到发生了急性心肌梗死才想到要“搭桥”，因为那时已有太多的心肌细胞坏死，会给手术后的恢复带来困难。

8 冠状动脉搭桥术适用于哪些冠心病患者

医学专家介绍，并非所有冠心病患者都适合实施冠状动脉搭桥术，那么，冠状动脉搭桥术适用于哪些冠心病患者呢？适合开展此手术的主要有以下几种情况：

①单支冠状动脉狭窄达75%者。

②两支以上冠状动脉狭窄大于50%者。

③合并糖尿病的两支以上血管病变者。

④三支或多支血管弥漫性病变伴有左心功能减退（左室射血分数小于40%）者。

⑤稳定型心绞痛内科治疗无效、不稳定型心绞痛、急性心肌梗死后心绞痛、无Q波型心肌梗死者。

⑥冠状动脉介入治疗失败或出现急性并发症（如严重的冠状动脉损伤等）者。

⑦急性心肌梗死伴有心源性休克者。

⑧接受过冠脉成形治疗并在冠状动脉内植入支架的患者，再发生心绞痛需及时行搭桥手术。

⑨血管病变解剖结构不适合冠状动脉介入治疗者。

9 做冠状动脉搭桥术应注意什么

很多冠心病患者其实并不了解，以为做了冠状动脉搭桥术，冠心病就会治愈了，这样的想法是不可取的。冠状动脉搭桥术要涉及心脏部位，因此风险是比较大的，那么，冠心病患者做冠状动脉搭桥术应注意什么?

①年龄是冠状动脉搭桥术的重要危险因素，高龄冠心病患者的危险性更高。

②既往有心脏手术病史者，再次行搭桥手术，情况较为复杂，术后早期病死率高。二次或多次手术效果也不如首次冠状动脉搭桥术的效果。

③冠状动脉搭桥术后，女性早期病死率高于男性。

④需进行冠状动脉搭桥术的患者，若术前合并有肥胖，糖尿病，肺、肝、肾等重要脏器功能不全，合并有脑血管疾病等，术后发生并发症概率高。

⑤术前心脏左室射血分数低下，左室舒张末期内径增大；术前心绞痛分级为Ⅲ～Ⅳ级；左主干病变狭窄程度超过70%的。上述情况都是冠状动脉搭桥术的危险因素。

⑥术前应停用抗血小板药物：阿司匹林需停用5～7

天，氯吡格雷或替格瑞洛需至少停用5天，普拉格雷（抗血小板新药）需停用7天；如果行急诊冠状动脉搭桥术，氯吡格雷和替格瑞洛需至少停用24小时。

专家特别提醒，冠状动脉搭桥术后需作以下检查：

①对于没有心绞痛的患者，可以作常规体格检查（如心率、心律、血压检查，心脏听诊等）、心电图、血液生化检查（包括血脂、血糖、肝肾功能、心肌酶等指标）、糖化血红蛋白、心脏彩超检查等。

②对于有心绞痛的患者，需要作心脏螺旋CT、心脏负荷超声、心肌核素扫描，以及冠状动脉造影检查等。

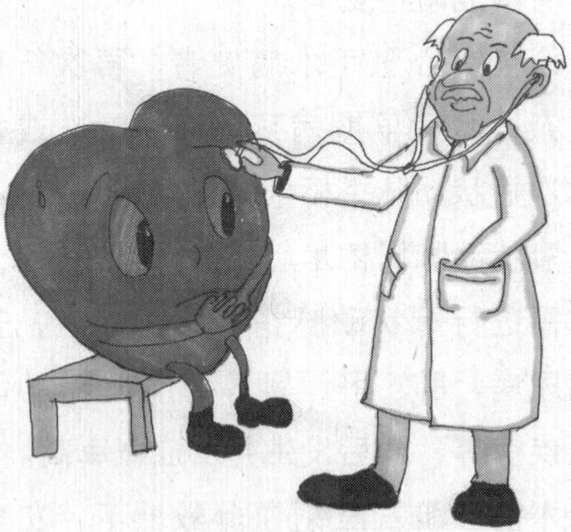

第五章

冠心病常见的药物治疗

1 冠心病的药物治疗有哪些

冠心病患者长期的治疗目标应当包括防治心血管事件和猝死，提高生活质量，使患者获得最佳体力、精神状态，促进患者的全面康复。

冠心病的药物治疗主要包括以下几类：

①抗血小板治疗：长期服用抗血小板药物可明显降低心血管事件，常用的抗血小板药物包括阿司匹林和氯吡格雷。对于接受冠状动脉介入治疗（PCI）的患者，应该采用阿司匹林和氯吡格雷联合治疗。

②硝酸酯类药物：最常用的抗心绞痛和心肌缺血的药物，常用的硝酸酯类药物包括速效药物（硝酸甘油片）、中效药物（单硝酸异山梨酯）和长效药物（单硝酸异山梨酯缓释片）。服用硝酸甘油片时，将硝酸甘油1片（每片0.3~0.5毫克）嚼碎后舌下含服，1~2分钟后心绞痛即可缓解，如5分钟后疼痛仍无缓解，可再含服1片。

③β受体阻滞剂：具有抗高血压、减慢心率、降低心脏收缩力，从而减少心脏前后负荷，达到降低心肌耗氧量的作用。常用的β受体阻滞剂包括美托洛尔、比索洛

尔和卡维地洛等。

④血管紧张素转换酶抑制剂（ACEI）或血管紧张素Ⅱ受体拮抗剂（ARB）：常用的血管紧张素转换酶抑制剂包括卡托普利、贝那普利、依那普利、培垛普利、福辛普利和赖诺普利等；常用的血管紧张素Ⅱ受体拮抗剂包括氯沙坦、缬沙坦、厄贝沙坦和替米沙坦。

⑤他汀类调脂药物：常用的调脂药物包括辛伐他汀、氟伐他汀、阿托伐他汀、氟伐他汀等。

⑥改善心肌代谢药物：曲美他嗪。

⑦中成药治疗：如速效救心丸、冠心丹参滴丸、复方丹参滴丸、麝香保心丸等。

2 防治冠心病心绞痛如何合理用药

目前临床用于治疗冠心病心绞痛的药物有多种：

①经典防治冠心病心绞痛的有3大类：硝酸酯类、β受体阻滞剂和钙拮抗剂。

②现今防治冠心病心绞痛的有8大类：上述3大类加阿司匹林、调脂药、血管紧张素转换酶抑制剂（ACEI）、心脏代谢药物（如盐酸曲美他嗪）、中成药（如速效救心丸、复方丹参滴丸、冠心丹参滴丸、麝香保心丸等）。

医学专家建议，冠心病心绞痛患者必须掌握不同剂型的硝酸甘油用法：

①硝酸甘油片：于心绞痛发作时含于舌下，迅速溶解而被吸收，1~3分钟显效，作用持续20~30分钟，初用时宜从小剂量开始，开始时0.3毫克即可产生疗效，无效可再服0.3毫克。该药还可以用于心绞痛发作的预防，特别是对于有相对固定的发作时间或预料从事某种活动可诱发，发作前2~3分钟舌下含用可预防发作。硝酸甘油片不稳定，宜贮藏于有色玻璃瓶内。

②硝酸甘油喷雾剂：适用于心绞痛急性发作，一般30秒即可缓解心绞痛，其作用与硝酸甘油片相比，更加

快速、有效、稳定，使用也方便。喷雾需在吸气时喷入，以利于药物的吸收。

③硝酸甘油颊片：心绞痛发作时，用硝酸甘油颊片置于口腔颊部，被唾液溶解后即可吸收，发挥药效。

④硝酸甘油控释片：适用于半夜易发作的心绞痛和需长期服药的冠心病患者。口服后半小时起效，持续而缓慢地释放硝酸甘油可达8～10小时。治疗冠心病时，应每8小时服药1次，每次1片(2.5毫克)。

⑤2%硝酸甘油皮肤软膏：特别适用于预防夜间心绞痛发作。使用时，可将软膏涂擦在上臂、大腿、胸、背等任一部位的皮肤上，涂擦范围为2～5厘米。

⑥硝酸甘油贴膜：主要用于预防慢性心绞痛，但有皮肤过敏者尽量不用。它也是一种定时释放剂，使用时揭去保护层，贴敷于左前胸皮肤，贴敷1小时后会发挥作用，持续时间达24小时，每次1张，每日1次。

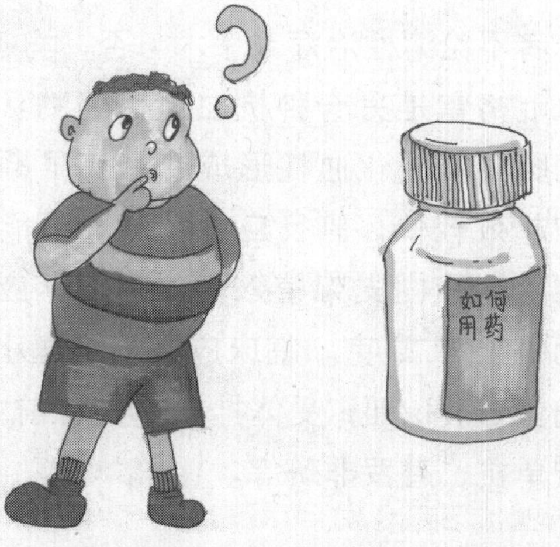

3 什么是冠心病的抗血小板治疗

冠心病危险因素或已患冠心病者血小板功能往往异常，表现为血小板黏附性和聚集性增强，因而干预这一环节，能有效地减少冠心病的发生或再发，降低急性心肌梗死的死亡率。近年认为，抗血小板治疗既抑制动脉粥样硬化的发生和发展，又抑制斑块破裂后继发血栓的形成，已成为冠心病防治中不可或缺的重要组成部分。

目前临床上应用最多的抗血小板药物是阿司匹林。阿司匹林肠溶片口服剂量为每天100毫克，饭后服用，可以减少药物对胃肠道的刺激。目前认为，如无溃疡病、胃肠出血或对阿司匹林过敏等情况，冠心病和急性心肌梗死患者不论溶栓治疗或手术与否，均应较长期服用。

氯吡格雷是另一种抗血小板药物。据研究，氯吡格雷对动脉粥样硬化血栓形成患者有早期和长期的保护作用。它起效较快，副反应少，对于不能耐受阿司匹林或进行冠状动脉内支架植入术的患者，应考虑使用，口服剂量为每天75毫克。临床应用的抗血小板药物还有血小板膜糖蛋白Ⅱb/Ⅲa受体拮抗剂，目前主要有静脉制剂，如阿昔单抗，替罗非班等。

4 冠心病患者血脂不高为何不能自停调脂药

某些患有冠心病多年的患者，到医院复诊时，血脂检查正常，但是医生还是给他开具调脂药物，部分冠心病患者感觉很纳闷，为何血脂不高还要服调脂药？这是因为：

①血脂的理想范围其实是因人而异的。冠心病患者血脂的理想水平应该是总胆固醇低于4.8毫摩尔/升，低密度脂蛋白胆固醇低于2.6毫摩尔/升。在用药方面如有疑问，应该第一时间咨询专业医生，切忌根据自己的判断进行减药。临床也证实，对血脂不高的冠心病、脑卒中患者进行调脂治疗后发现，血清总胆固醇（TC）每降低1%，冠心病、脑卒中的发生率就降低2%；低密度脂蛋白胆固醇（LDL－C）每升高1%，冠心病、脑卒中的危险性就增加2%。

②即使血脂正常也不代表局部动脉硬化斑块处于稳定状态，无破裂出血诱发心血管事件的风险。所以，即使血脂不高，只要是患有冠心病、急性心肌梗死、2型糖尿病、脑卒中等的高危人群，就要给予调脂药物治疗，以减少心脑血管突发事件的发生。决不要只测知血脂正

常就停药，恢复原来的不良饮食习惯和生活方式，否则血脂异常可能再次出现，动脉硬化斑块恢复到不稳定状态。不稳定斑块的表面容易出现破溃并导致急性血栓形成，造成缺血性中风、急性心肌梗死等严重危及生命的并发症。

③调脂治疗最终的目的是减少心脑血管事件。众多的循证医学显示，心脑血管事件发生以及死亡的减少，至少要经过平均3年以上的调脂治疗才会显现，因此调脂治疗是一个长期的过程。

实践证明，他汀类调脂药能使已经形成的动脉粥样硬化斑块发展减缓，甚至减退，从而打破冠心病不可逆转的传统观念。临床发现，他汀类调脂药除调脂作用外，还能降低炎症标志物C反应蛋白，使炎性细胞的数量减少，斑块稳定，管腔扩大，可使急性心肌梗死后行血运重建术者病死率下降36%，再次急性心肌梗死的发生率下降39%。血脂异常所导致的不良后果是缓慢产生的，因此，不能因为目前没有明显的症状和不适而忽视调脂的治疗，如果等到出现了并发疾病的症状再进行治疗，可能为时已晚。

5 如何合理使用硝酸甘油治疗心绞痛

硝酸酯类药物是抗心绞痛的常用药。

众所周知，冠心病心绞痛是冠状动脉供血不足、心肌急剧缺血所致的临床症状。目前，药物治疗仍然是治疗冠心病稳定型心绞痛的重要手段，其中，合理用药是防治的关键。

硝酸酯类药是缓解冠心病心绞痛的经典用药，硝酸酯类药包括硝酸甘油（速效类）、硝酸异山梨酯、单硝酸异山梨酯（中效类）、单硝酸异山梨酯缓释片（长效类）。新近研究表明，长时间、大剂量使用硝酸甘油容易产生耐受性，特别是产生耐受后，可能加重心肌再灌注损伤和内皮细胞功能紊乱，故主张短期使用为宜。国内有专家指出，为了达到更佳的防治效果，可根据心绞痛发作的特点，合理使用硝酸酯类药：

①对于频发心绞痛的患者：选择中效类的药物（如硝酸异山梨酯和单硝酸异山梨酯），优于长效制剂。

②按照心绞痛发作的规律用药：

劳累性心绞痛者：应集中在白天用药，如采用硝酸异山梨酯，每天 3 次；或单硝酸异山梨酯，每天 2 次。

白天、夜间、清晨均有发作者：可采用硝酸异山梨酯，每6小时1次。

仅在后半夜、凌晨发作者：可在睡前服用长效制剂（单硝酸异山梨酯缓释片）。

清晨起床后出现心绞痛者：可在起床前5分钟先含服硝酸异山梨酯。

必须指出，硝酸甘油只用于急性发作，含服硝酸甘油要从小剂量（0.3毫克）开始，采取坐、卧位含药，为增强疗效，减少不良反应，多主张与β受体阻滞剂合用。避免硝酸甘油产生耐受性的常用方法是：延长两次服药的间隔时间，无硝酸甘油期应达8～12小时。一旦出现耐受性，通常停药10小时后可恢复。

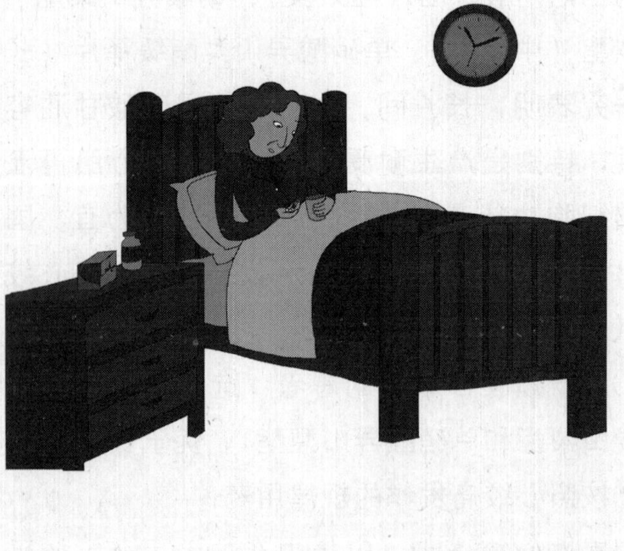

6 你了解硝酸甘油喷雾剂吗

有人问，什么是治疗心绞痛的硝酸甘油喷雾剂?

硝酸甘油的剂型很多，如舌下含服片剂、内服片剂、颊片剂、皮肤软膏剂、皮肤贴剂、静脉滴注剂、口腔喷雾剂等。其中喷雾剂有硝酸甘油喷雾剂、单硝酸异山梨酯喷雾剂等。

硝酸甘油治疗心绞痛的主要机制是通过在体内释放氧化亚氮，松弛血管平滑肌，使外周动脉和静脉扩张。①扩张动脉，把心脏排血的阻力降低，减少心肌耗氧量。②直接扩张冠状动脉，使冠状动脉血流量增加、供氧量增多，缓解心绞痛。

硝酸甘油喷雾剂适用于冠心病心绞痛急性发作，其作用与硝酸甘油片相比，更加快速、有效、稳定。据报道，它有以下优点：起效快；有效率高；保存期长，可达2~3年（含片仅为3~6个月）。

喷雾剂的缺点是比含片的价钱贵，目前临床较少应用。

用量用法：心绞痛发作时，向口腔舌下黏膜喷射1~2喷（硝酸甘油0.4毫克/喷），效果不佳时可在10分钟内重复喷同样的剂量。使用时先将喷雾帽取下，将罩壳套在喷雾头上，瓶身倒置，把罩壳对准口腔舌下黏膜，揿压阀门，药液即呈雾状喷入口腔舌下。

注意事项：①禁用于严重低血压（收缩压 < 90mmHg）、急性心肌梗死伴低血压、青光眼、颅内压增高、脑出血、严重肝肾功能损害、对硝酸酯过敏、服用西地那非等的患者。②不良反应可出现头痛、面部潮红、口干、眩晕、低血压和心动过速。必须指出，老年患者对硝酸酯的敏感性可能更高，更易发生头痛、头晕、低血压等反应（初次用药应平卧）。

7 你了解血脂康胶囊吗

具有我国自主知识产权的现代中药血脂康胶囊，主要成分为特制红曲，可称之为“天然调脂药”。红曲古代称为“丹曲”，既是中药又是食品，将红曲霉属真菌接种于大米上，经发酵制备而成的。随着研究的深入，目前提出血脂康胶囊的应用范围包括下列3种情况：

①对血脂异常患者。据研究，本药具有“三降一升”的调脂效果，即：降低血清总胆固醇（TC）约23%；降低低密度脂蛋白胆固醇（LDL－C）约28.5%；降低甘油三酯（TG）约36.5%；升高高密度脂蛋白胆固醇（HDL－C）约19.6%。

②对伴有血脂异常的2型糖尿病患者。除调脂作用外，尚可提高胰岛素敏感性，辅助降低血糖；延缓视网膜病变的进程并减轻肾功能损害。

③对伴有血脂异常的脂肪肝患者。可减少脂肪在肝组织沉积。

10多年的临床和实验研究证实：服用本药常规剂量，每次0.6克（0.3克/粒），每天2次（早、晚饭后服），4～8周为一疗程（维持量为每天1次，每次0.6克，晚饭后服），不但能够全面地调节血脂，并且能够降低冠心病事件危险和死亡危险。

由于本药属于天然中药制剂，与其他他汀类调脂药相比，其优点为：

①安全性良好，更适合长期服用；

②可用于老年患者和2型糖尿病患者；

③含多种有效成分（异黄酮、甾醇类物质、20种氨基酸、不饱和脂肪酸及多种微量元素）与天然他汀类物质（约含洛伐他汀2.5毫克），能够保护机体（如保护血管内皮功能，稳定血管斑块，降低血管炎症反应等），减少毒副作用。

应当指出的是，尽管血脂康胶囊的不良反应较少，但仍必须观察他汀类药的副作用，如：①定期检测血肌酸激酶（CK）和肝功能等；②禁用于严重肝肾功能障碍、活动性消化性溃疡；③慎用于孕妇、哺乳期妇女等。

8 如何正确使用速效救心丸

速效救心丸是治疗冠心病的中成药，成分主要有川芎、冰片。其中，川芎味辛，性温，有行气开郁、活血止痛的功效，是最常用的活血化瘀中药之一；冰片味辛、苦，性凉，入心肺经，具有开窍醒神、辟秽化浊的作用。两药合用，相得益彰，能起到理气、活血、止痛的作用，可化瘀开窍，使心脉通畅。

现代药理研究证实，川芎能减少血管阻力，减轻心脏负担，直接扩张冠状动脉，增加冠状动脉血流量，改善微循环，改善急性心肌缺血缺氧，缓解心绞痛。对于心绞痛患者而言，速效救心丸应随身携带，一旦感到胸闷或其他不适，就立即服用，但是如果服用不当，此药就难以发挥作用。不少患者服用此药会有“上瘾”的现象，甚至一些没有患冠心病的人也在滥用。必须指出，此药不是万能药，比如患者发生急性心肌梗死时，此药就起不了什么作用。

患者应当如何正确使用速效救心丸呢?

①在使用前应明确诊断，掌握心绞痛发作的规律，当出现胸闷、心前区不适等先兆症状时，迅速含服，不

宜等到心绞痛发作后再含服。

②开始服用剂量宜小，一般为4粒，约5分钟后起效。若用药10分钟后，症状仍未缓解，可酌情再服一次（6粒）。若连用2次仍不奏效，则应考虑急性心肌梗死的可能，要立即去医院就诊。

③服药时应取半卧位或坐位姿势，要将药丸放在舌下含服。有时可先将其嚼碎再含在舌下，以加快吸收速度。

④要注意药的质量。此药是一种棕色滴丸，有特殊香味（不用时应将瓶盖紧闭，以防气味散发）。含服时一旦发现药物失去苦辣味和凉麻感，说明已失效，应另换新药。

⑤此药会扩张血管，有一定降压作用，低血压患者用药后可能会出现眩晕，加重低血压，应该慎服。

⑥使用此药只要不过量，通常不会引起明显副作用。但此药有活血化瘀作用，可能有出血现象：此药与西药抗凝血药（如华法林、阿司匹林、氯吡格雷、肝素等）合用时，要注意是否有出血倾向（如牙齿出血、皮下出血等），如有此症状应减量或暂停使用；患者有出血症状（如皮肤紫癜，或外伤出血）时应当慎用；月经过多的妇女或孕妇应慎用。

9 为何银杏叶不宜盲目滥用

中成药银杏叶是银杏科植物银杏的叶，又名白果叶。功能主治：活血化瘀，通脉舒络，益气健脑，用于血瘀引起的胸痹、中风。20 世纪 60 年代，西德即开始了银杏叶的研究，发现银杏叶中以黄酮为主的有效成分，具有保护毛细血管通透性、扩张冠状动脉、恢复动脉弹性、营养脑细胞的作用，还有增强记忆，降低血小板、血黏度的功效。随着现代药理研究的不断深入，发现银杏叶提取物不但含有黄酮类物质，而且还有萜内酯类、酚类等化合物，其药理作用已被人们逐渐认识。

多年来，银杏叶制剂的医用价值已引起关注。通过研究，人们认识了银杏叶的多种保健作用，现已将其广泛用于辅助治疗中老年人心脑血管病。然而，银杏叶是否有不良反应日益成为人们关心的话题，随着银杏叶的广泛应用，其不良反应国内外已有报道，应引起足够重视。

①银杏叶一般不良反应轻，偶尔出现头昏、头痛、乏力、口干、舌燥、胸闷、胃不适、食欲减退、腹胀、便秘、腹泻等。如上述症状严重或不能耐受，则不宜

服用。

②个别患者引起出血反应。专家建议不要将本品与抗凝药物同服，且不宜长时间服用（老年人更应注意）。

③个别患者出现过敏反应，如过敏性紫癜、急性荨麻疹、剥脱性皮炎。专家建议过敏体质患者应慎用本品。

④个别患者出现兴奋中枢神经不良反应（出现兴奋、失眠及大汗症状）。

为避免银杏叶不良反应，临床医生建议服用银杏叶应关注以下的注意事项：

①不要把银杏叶当作一般补品服用。中老年人服用要适可而止，并注意定期检测凝血情况，不要盲目滥用，孕妇、有出血史者应慎用。

②使用银杏叶制剂时应严格掌握其适应证及剂量。因本品有抑制血小板功能作用，故不宜长时间、大剂量服用，以防引起严重出血。对于已有动脉硬化、血管变脆的中老年患者来说，更不可长期服用，以免造成脑出血。

③对自行采集未经加工和提取的银杏叶服用时更要注意：质量要可靠（没有霉变，没有污染）；煎服或沸水冲泡的用量不要过大，不宜长期连续服用；不能与茶叶或菊花一同泡喝，因为茶叶或菊花可以促使银杏叶中的毒性物质银杏酸大量析出，从而可引起阵发性痉挛、神经麻痹、过敏等不良反应。

10 复方丹参滴丸如何合理应用

复方丹参滴丸由丹参、三七、冰片组成，是在现代高科技条件下提取丹参、三七的有效成分（丹参素和三七总皂苷），再加入适量冰片而制成的纯中药滴丸剂，具有活血化瘀、理气止痛的作用，主要用于冠心病及心绞痛等治疗，具有剂量小、服用方便、起效快的特点，已被列入国家基本药物目录。该药临床未见明显的副作用（偶见胃肠道不适，停药后症状消失），那么，患者应如何合理应用呢?

医学专家建议如下用法：

①遵照国家食品药品监督管理总局批准的法定适应证，限于冠心病心绞痛。

②患者必须在医生指导下合理服用，不可自己随意用药。

③做到“三不”原则：不可长期使用；不可大量用药；不可擅自扩大适应证。

④有胃病及其他重要内脏疾病的患者慎用或不用（因为冰片可能会刺激肠胃道）。

⑤由于每个人对药物的反应与耐受性不同，在服用

剂量上可个体化掌握。

患者服用量不一定按“每次10粒，每天3次”的用法，可根据本人情况，以有效且无明显副作用为原则，一般可减量为每次3～5粒，每天3次，按疗程服用（通常疗程是3个月）；

如患者已在服用其他抗心绞痛药，如硝酸异山梨酯或单硝酸异山梨酯，也可只在病情发作时加服1～2周，病情好转后停用。

⑥如果患者是心绞痛急性发作，作为急救，第一选择是使用硝酸甘油（速效类），如果没有硝酸甘油，可以立刻选用复方丹参滴丸急救，使用10粒舌下含化。如果用药5～10分钟后症状仍未缓解，则应立即去医院就诊。

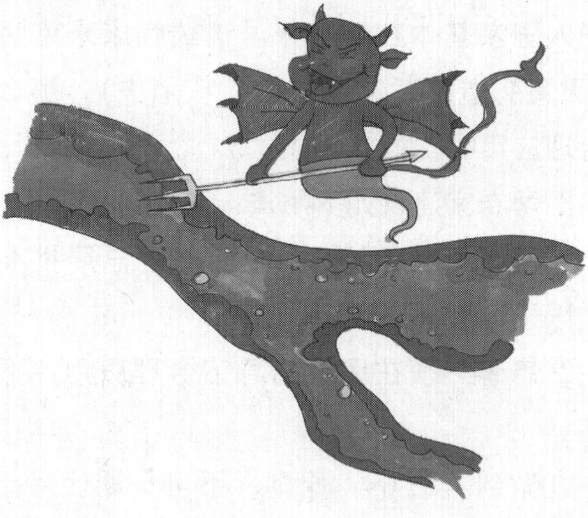

11 你了解麝香保心丸吗

麝香保心丸由人工麝香、人参提取物、人工牛黄、肉桂、苏合香、蟾酥、冰片组成，芳香温通，益气强心，用于气滞血瘀所致的胸痹，症见心前区疼痛、固定不移，心肌缺血引起的心绞痛、急性心肌梗死见上述证候者。麝香保心丸是在传统中药“苏合香丸”和日本“救心丸”的基础上，结合中医理论，应用西医治疗冠心病心绞痛的标准研制而成的现代中成药。

麝香保心丸可以有效地保护血管内皮、降低总胆固醇及低密度脂蛋白、抑制动脉壁炎症反应、阻遏动脉粥样硬化进展，同时能有效地抑制炎症介质的分泌和表达，使容易发生破裂的粥样斑块得到稳定，保护血管，具有稳定粥样硬化斑块、促进缺血心肌血管新生的作用。

麝香保心丸副作用为：轻度上腹不适、恶心，发生率为2.1%；唇舌麻木感发生率1.3%。轻度上腹不适可以选择饭后服用或舌下含服，唇舌麻木感可以选择口服。因此，患者在服用麝香保心丸的时候就应该注意，一旦出现副作用就应该减量或者停止用药。用法用量为口服，一次1~2丸，每天3次。症状发作时服用，舌下含化2

~4 粒（急救时在舌下含服，效果更好）。麝香保心丸对饭前、饭后并没有严格的要求，一般来说，胃肠道好的，可以饭前吃；胃肠道不适的，可以饭后吃。

但也有一些专家认为，麝香保心丸不宜久服，因为麝香保心丸的副作用残留大，会让患者产生依赖性。因此，患者在使用时应当遵照自身的身体状况和医生的嘱咐进行用药，避免发生意外。

含服麝香保心丸的注意事项：①过敏体质者慎用；②药品性状发生改变时禁止使用；③此药品应放在儿童不能接触的地方；④运动员慎用；⑤孕妇禁用。

12 服用氯吡格雷应注意哪些事项

临床医学查明，氯吡格雷是一种血小板聚集抑制剂。

氯吡格雷可防治因血小板高聚集状态引起的心、脑及其他动脉循环障碍疾病。适用于：①冠心病，包括急性冠脉综合征、急性心肌梗死（从几天到35天内）、经皮冠状动脉介入术后植入支架的患者；②急性缺血性脑卒中（从7天到6个月内）的患者；③确诊外周动脉性疾病的患者。

氯吡格雷的用量用法：①一般患者：波立维75毫克（1片），每天1次；泰嘉50~75毫克（2~3片），每天1次。②经皮冠状动脉介入术后植入支架的患者：氯吡格雷（75毫克/天）可与阿司匹林（100毫克/天）合用，用药需12个月。冠状动脉左主干支架植入术者，氯吡格雷需150毫克/天，持续30天，以后改为75毫克/天，总共用药12个月。

氯吡格雷一般不良反应：偶见胃肠道反应（如腹痛、消化不良、便秘或腹泻）、皮疹、皮肤黏膜出血，罕见白细胞减少和粒细胞缺乏。但由于氯吡格雷有出血和血液学不良反应的危险性，故患者应遵医嘱用药，服用时应当“6注意、4禁忌”。

服用氯吡格雷6注意：

①在服药过程中一旦出现出血的症状，如挫伤血肿、鼻出血、血尿和眼部出血（主要是结膜出血）等，应立即就医并进行血细胞计数或其他检查，及时处理，密切随访。

②慎用氯吡格雷的患者包括：因创伤、外科手术使出血危险性增加的患者；接受非甾体抗炎药（如萘普生）、肝素、华法林、血小板糖蛋白Ⅱb/Ⅲa拮抗剂或溶栓药物治疗的患者；服用奥美拉唑（治疗消化性溃疡的药）的患者；患有出血性疾病（特别是胃肠、眼内疾病）的患者；肾功能损害的患者；有出血倾向的肝脏疾病的患者。

③需要择期手术的患者，应在手术前停用氯吡格雷5天以上。

④患者服用氯吡格雷（单用或与阿司匹林合用）时止血时间可能延长，故在安排任何手术和服用任何新药前，应告知医生正在服用氯吡格雷。

⑤服用氯吡格雷后极少出现血栓性血小板减少性紫癜（英文缩写名：TTP），但有时在用药后短时间内出现。注意，TTP可能威胁患者的生命，需要立即采取紧急治疗。

⑥急性缺血性脑卒中7天之内的患者，不推荐使用氯吡格雷。

服用氯吡格雷4禁忌：

①对氯吡格雷过敏者禁用；

②严重肝肾功能损害者禁用；

③近期有活动性病理性出血，如消化性出血或颅内出血者禁用；

④孕妇及哺乳期妇女禁用或慎用。

第六章

冠心病患者的日常护理

1 防治冠心病应如何合理膳食

改善膳食结构是防治冠心病的重要措施。调节饮食结构的原则是：①限制摄入富含脂肪、胆固醇的食物；②选用低脂食物；③增加维生素、纤维素的摄入。

冠心病患者的膳食注意如下几点：

①控制饮食中的总热量。摄入总热量过多，超过人体的消耗，必然会以脂肪的形式储存于体内，导致肥胖。因此，中国营养学会提出全国平均膳食热量：正常人每日每人摄入总热量2400千卡，冠心病患者则应控制在每日2000千卡左右。一般主食每日350~400克，晚饭的量宜少（肝脏合成胆固醇在夜间进行，若晚餐吃得多，肝脏就把过多的血糖转化为血脂）。

②控制饮食中的总脂肪量及饱和脂肪酸。美国心脏病学会提出：饮食中总脂肪量应小于总热量的30%，饱和脂肪酸应小于总热量的10%，胆固醇量应小于300~500毫克/日。因此，烹调菜肴时，应尽量不用猪油、黄油等动物油，同时减少肥肉、动物内脏及蛋类的摄入，增加海鱼、豆类的摄入。

③控制饮食中能引起血压升高的物质。高血压是冠

心病的重要危险因素。研究证明：钠盐摄入量越多，血压升高越明显；血钾低，可使血压升高；缺钙可以加重高钠所引起的血压升高。钾的来源是新鲜蔬菜、水果。钙的来源是动物性食物及牛奶，因此，冠心病患者饮食宜清淡，改变嗜咸的饮食习惯。

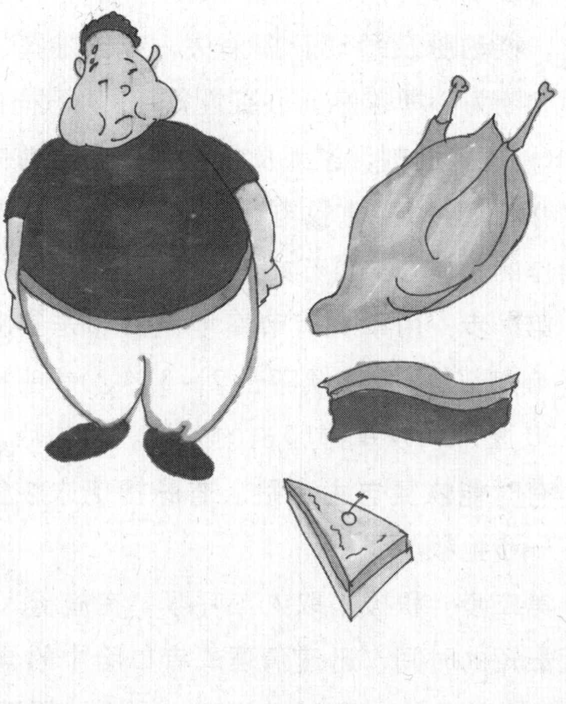

2 对于冠心病患者猝死，家庭如何救治

若发现冠心病患者突发晕厥，不省人事，伴有呼吸停止，桡动脉及颈动脉搏消失，或伴抽搐、大小便失禁者，判断为心搏骤停（心脏性猝死）。怎样进行心肺复苏（CPR）呢？此刻，家人及救护者应当立即向急救系统求助（拨打“120”急救电话），在急救人员未到达前，可以操作的简单心肺复苏如下：

第一步：用拳头有节奏地用力叩击其胸前左乳头内侧（心脏部位），连续叩击 2 ~ 3 次。拳头抬起时离胸部 20 ~ 30 厘米，以掌握叩击的力量。叩击后，心脏受到刺激，有时能恢复自主心跳。若脉搏仍未恢复，应立即进行下一步抢救。

第二步：积极采取人工呼吸。在施行人工呼吸之前，应用最短的时间，迅速清理患者口腔中的异物，如义齿、痰液及分泌物等，同时松解衣扣，去枕平卧，仰头抬颌，以利于气道通畅；操作者一手撑在患者耳后枕部，另一只手捏住双鼻孔，用口包住猝死者的口，用力吹气，应连续做 4 次口对口（捏住鼻）的人工呼吸，每 5 秒做 1 次；接着再做胸外心脏按压。

第三步：胸外心脏按压。抢救者位于患者右侧，两手掌重叠压在猝死者的胸骨中下1/3交界处，按压速率为100次/分，每次按压使胸骨下移3～5厘米。操作时应注意以下几点：①双臂直伸，手掌根部应紧贴在胸骨上；②用力按压，应利用上身重量或肩臂力量垂直均匀下压，放松时手不要离开胸壁，按压速度要均匀；③定位一定要准确，否则易招致肋骨骨折，引起气胸，甚至肝破裂等。

特别提醒：胸外心脏按压应与人工呼吸同步进行。一人施行心肺复苏时，每做30次心脏按压后再做2次人工呼吸，如此不停止反复交替进行。在进行心肺复苏的过程中，应注意猝死者的病情变化。若患者原先放大的瞳孔开始缩小，颜面、口唇皮肤黏膜出现红润，开始自动呼吸，说明抢救成功，可以暂时停止胸外心脏按压和人工呼吸，但要密切观察心脏搏动情况，随时准备再次进行抢救。

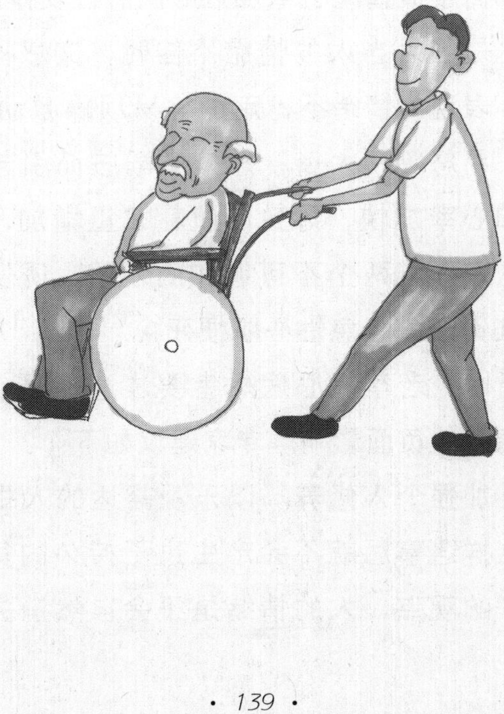

3 如何避免不良情绪诱发冠心病发作

研究表明，大约65%的老年冠心病患者急性发作前都有过情绪激动或焦虑不安。研究还表明，情绪波动大的老年冠心病患者要比遇事冷静的老年冠心病患者罹患心血管急症的风险大5～7倍。因此，老年冠心病患者需要注意调节情绪，保持心态平和，以避免产生急躁、紧张、焦虑、抑郁等不良情绪。

为何不良情绪会增加冠心病急性发作的概率?

这是因为当人的情绪不佳时，交感神经易处于亢奋状态，表现为情绪不稳定、容易烦躁激动、敏感性增加、焦虑、易怒等，大量释放儿茶酚胺而引起冠状动脉血管收缩和心率加快，导致心肌耗氧量增加，但供氧量又不足，从而形成两个不可调和的矛盾，诱发冠心病急性发作（如心绞痛、急性心肌梗死）。

所以，老年冠心病患者要注意加强心理调节，防范不良情绪的负面影响。专家建议如下：

①加强个人修养。以乐观豁达的人生态度来处事待人，这样遇事后就不会产生过于持久的负性情绪。按照心理学的观点，人的情绪是不会自然消失的，总会通过

某种途径发泄，通常，善于发泄的人往往身体健康。

一般来说，发泄的途径和方式多与自身修养有关，可供选择的有倾诉（主动向知心朋友、亲友、家人、医生倾诉，让自己的心理减轻一些压力）和交流（与音乐交流；与书籍对话；到大自然中去拥抱清新，拥抱绿色，与大自然交流等）。

②正确看待疾病。在医生指导下加强药物治疗与非药物治疗两个环节，从多个角度来降低冠心病急性发作的概率。

③学会制怒。学会遇事多思考；学会“退后一步海阔天空”；学会抚平自己的心灵；学会调节自己的情绪。遇到一时解不开的心结时，应采取转移视线的方法，如参加社交活动或文体活动来释放心理压力，千万不要将忧愁、烦恼或焦虑长期郁结在心。

④处理好家庭及邻里关系。以使自己处在友爱、团结、温馨及和睦的环境之中，有利于保持精神愉快，以避免冠心病急性发作。

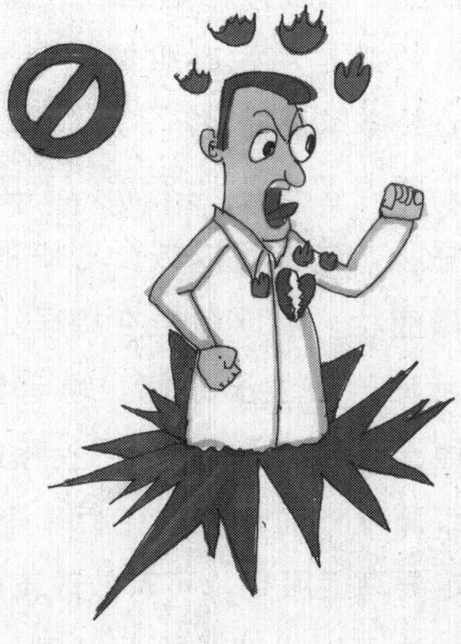

4 患者发生心绞痛怎么办

心绞痛是冠状动脉供血不足，心肌急剧的、暂时缺血与缺氧所引起的临床综合征。为一过性心肌供血不足引起，疼痛主要位于胸骨后部，可放射至心前区与左上肢，劳动或情绪激动时常发生，每次发作持续3～5分钟，可数日一次，也可一日数次，休息或用硝酸酯制剂后消失。心绞痛多见于男性，多数40岁以上。根据发作的频率与严重程度不同分为稳定型心绞痛和不稳定型心绞痛，不稳定型心绞痛是急性心肌梗死的前兆。那么，冠心病患者发生心绞痛怎么办呢?

①首先要停留在原地不动，不要惊慌失措，尽量少说话，深呼吸，这样可以减少心脏的负担。如果在家中突发心绞痛症状，要原地坐在椅子上或平躺在床上；如果在户外活动时突发心绞痛，患者要原地坐在台阶上、路边或其他安全的地方，尽量保持镇静的心态。

②心绞痛发作时的药物治疗：有随身携带的抗心绞痛药物一定要马上服用，可有效改善心绞痛症状。

硝酸甘油可以迅速扩张冠状动脉，增加心肌血液供应，改善心肌缺血的现状，防止心肌因缺血发生坏死。

取硝酸甘油1片（每片0.3～0.5毫克）嚼碎后舌下含服，1～2分钟后心绞痛即可缓解，约半小时后作用消失。如5分钟后疼痛仍无缓解可再含服1片，连续使用不能超过3片。也可以舌下含服速效救心丸或复方丹参滴丸，与硝酸酯类药物一样，副作用有头昏、头胀痛、头部跳动感、面红、心悸等，偶有血压下降，因此第一次用药时，患者宜平卧片刻，必要时吸氧。

硝酸异山梨酯。可用5～10毫克，舌下含化，2～5分钟见效，作用维持2～3小时。另外，还有供喷雾吸入用的制剂，用喷雾剂喷入口腔，每次1.25毫克，1分钟见效。

在应用上述药物的同时，可考虑用镇静药。当每周发作多于2～3次时，应加用β受体阻滞剂，如美托洛尔；或钙拮抗剂，如地尔硫卓。

5 冠心病患者午睡如何才算合理呢

午睡有益健康，是对人体生物钟的一种科学调剂，对冠心病患者特别重要。据研究报道，每天午睡30分钟可使冠心病发生率减少30%，也可降低冠心病死亡率。不过，冠心病患者午睡要讲究科学方法，否则不但得不到裨益，还会带来危害。

①患者午睡前不宜食得太饱，太油腻。因为太饱使胃膨胀，膈肌升高，影响心脏正常收缩和舒张；饱餐之后胃肠道的血液需求增加，血流速度加快，心脏需氧量上升，增大冠状动脉的负荷；太油腻会增加血液黏稠度，加重冠状动脉病变。

②患者午饭后不宜立即午睡。因为饭后大量血流流向胃部，血压降低，大脑供氧明显减少，此时午睡易致大脑供血不足，因此，应先休息20~30分钟后再午睡。

③患者午睡时要注意睡姿。冠心病患者睡觉宜采取头高、脚低、右侧卧位，以减轻对心脏的压力，并防止入睡打鼾。有些患者喜欢坐着或伏案午睡，这是不科学、不健康的，因为它会减少头部供血，使脑部缺血、缺氧。

④伴有高血压的患者午睡前忌服降压药。因为人体

入睡后的血压比醒时下降20%左右，午睡前服降压药易使心、脑、肾等重要脏器供血不足，促使血小板附着在血管壁上形成血栓，导致缺血性脑卒中。

⑤患者午睡时间以1小时内为宜。医学研究发现，午睡时间最好在30分钟左右，以不超过1小时为宜。

⑥患者午睡时要注意室内温度。重视保暖，预防感冒，以免加重冠心病病情。

⑦患者午睡后起床前应在床上先适当活动手脚。活动手脚后可用手在胸部轻柔，做5～10分钟按摩，加强血液流动，以避免因起床时体位突然变化引发体位性低血压。

⑧患者午睡下床后，最好喝适量白开水。可以补充体内水分，降低血液黏稠度，以达到扩张血管和减少血栓形成的目的。

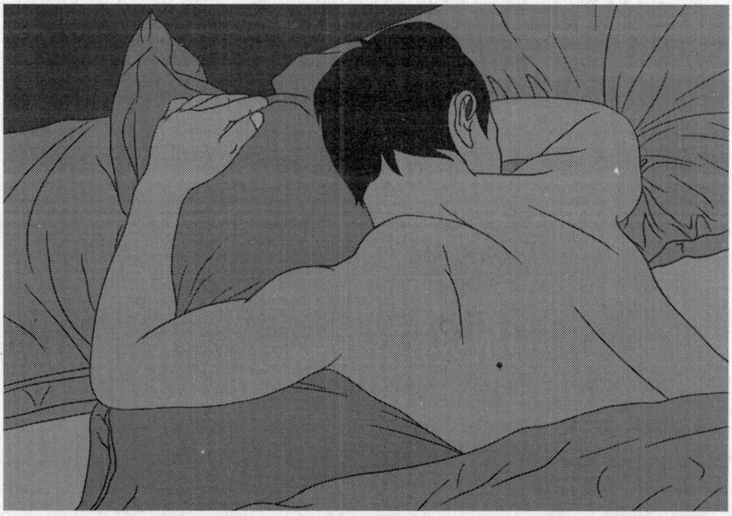

6 冠心病患者参加体育运动要注意什么

运动固然对冠心病患者有好处，但运动不当，给冠心病患者带来的危害也屡见不鲜。因此，冠心病患者在参加体育运动时，必须注意以下问题：

①运动前后避免情绪激动。精神紧张、情绪激动均可使血中儿茶酚胺增加，降低心室颤动阈。加上运动有诱发心室颤动的危险，因此，心绞痛发作3天之内，急性心肌梗死后半年之内的患者，不宜做比较剧烈的运动。

②运动前不宜饱餐。因为进食后人体内血液体供应需重新分配，流至胃肠帮助消化的血量增加，而心脏供血相对减少，从而引发心绞痛。

③运动要循序渐进，持之以恒。平时不运动者，不要突然进行剧烈的运动。

④运动时应避免穿得太厚，否则会影响散热，增加心率。

⑤运动后避免马上洗热水澡。因为全身浸在热水中，必然造成广泛的血管扩张，使心脏供血相对减少。

⑥运动后避免吸烟。有些人常把吸烟作为运动后的一种休息，这是十分有害的。因为心脏有一个运动后易

损期，吸烟易使血中游离脂肪酸上升并释放儿茶酚胺，加上尼古丁的作用，对心脏危害加重。

⑦运动时间宜选择下午 16～17 时，其次为晚间（饭后 2～3 小时）。一般运动 10～30 分钟即可。

⑧合适运动量的标志是：运动时稍出汗，轻度呼吸加快但不影响说话；早晨起床时感觉舒适，无疲劳感。

⑨运动方式以有氧训练为主，包括步行、骑车、游泳、打门球、打乒乓球等，避免竞技性运动。

⑩警惕运动时出现的症状。运动时如发现上身不适（包括胸、臂、颈或下颌，表现为酸痛、烧灼感、紧缩感或胀痛）、无力、气短、骨关节不适（关节痛或背痛）等症状时，应停止运动，及时就医。

7 冠心病急救药盒怎样使用

心绞痛或急性心肌梗死来势凶猛，一旦救治不及时，患者便有猝死的危险，故冠心病患者一般都随身携带一个急救药盒（也称“保健药盒”），急救药盒内一般装有5种急救和预防心绞痛的药品，即：亚硝酸异戊酯吸入剂；硝酸甘油片；硝酸异山梨酯片；双嘧达莫片；地西泮片。

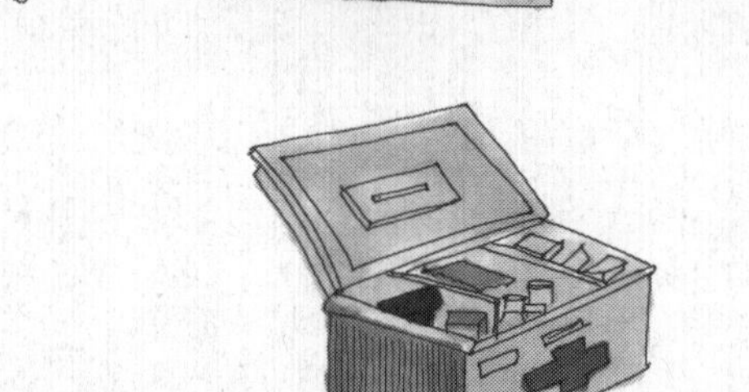

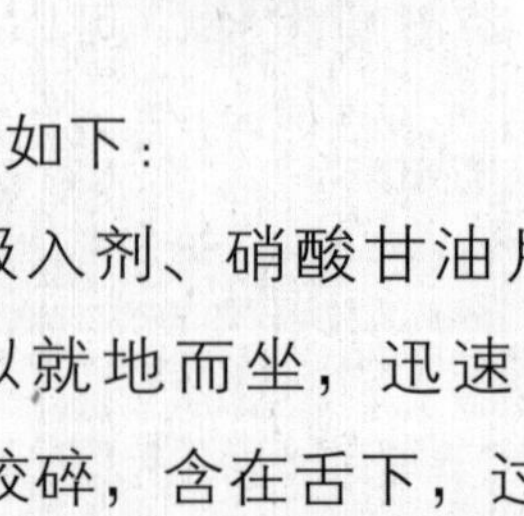

急救药盒使用方法如下：

①亚硝酸异戊酯吸入剂、硝酸甘油片：当心绞痛发作时，不要慌张，可以就地而坐，迅速拿出急救药盒，将硝酸甘油片1~2片咬碎，含在舌下，过1~3分钟，疼

痛即可缓解，有效持续时间30～60分钟，但服用次数1天内不要超过4次。硝酸甘油片装在棕色瓶内，密封保存，因该药品有效成分易挥发，每次用完后，应拧紧瓶盖。

如果疼痛严重，服用硝酸甘油片后也不缓解，可把亚硝酸异戊酯吸入剂用手帕或纸巾包起后捏碎，将手帕放于鼻孔处吸入此药剂，20～30秒就能起效。亚硝酸异戊酯吸入剂为淡黄色澄明液体，有较强的挥发性，被密封在玻璃管中，不用口服，直接通过呼吸道黏膜和肺部吸收。与硝酸甘油片相比，亚硝酸异戊酯吸入剂起效更加迅速，特别适用于患者病情严重，已不便服用口服药品的心绞痛急性发作。每管0.2毫升，每次用1支，使用次数1天内不可超过5次。由于它能产生血压下降等副作用，故一般不常用。

②硝酸异山梨酯：兼有预防与治疗心绞痛的作用。用于缓解心绞痛时，可将其含于舌下，2分钟内起效，并可持续药效4小时左右。每片5毫克，每次含服1～2片，每天3次。

③双嘧达莫片：用于预防和治疗心绞痛、急性心肌梗死。每片25毫克，每次服1～2片，每天3次。双嘧达莫片具有抗血小板凝集的作用，因此，有出血倾向的患者应慎用或不用。

④在心绞痛发作时，如精神紧张、焦虑不安、夜间失眠，可服用地西泮片。每次或每晚睡前半小时服1～2片，也可每天3次服用，但伴有青光眼患者不要使用亚硝酸异戊酯和地西泮片。

⑤如果心绞痛反复发作，可以服用消心痛片，每天3次，每次1～2片。同时用双嘧达莫片，每天3次，每次2片。这样既能扩张冠状动脉，又能防止动脉血栓形成。

特别提醒，使用急救药盒时应注意以下几个方面：

①当心绞痛发作时，用药越早越好，这是病情能否转复及维系

生命的关键。

②服用上述的药物主要是急救，而后应速去医院继续诊治。

③各地生产的急救药盒不尽相同，应按说明书或遵医嘱服用。

④对急救药盒内的各种药品要经常检查，注意其失效期，如有已过期的或变色的，应立即弃旧换新；对缺少的药品，要及时补齐。急救药盒内的药品都怕光照与潮湿等，需妥善保存。

图书在版编目(CIP)数据

冠心病防治常识/罗伟,吴延庆,姜醒华主编.
——南昌:江西科学技术出版社,2016.1(2017.8 重印)
ISBN 978 - 7 - 5390 - 5458 - 2

Ⅰ.①冠… Ⅱ.①罗… ②吴… ③姜… Ⅲ.①冠心病 - 防治 Ⅳ.①R541.4

中国版本图书馆 CIP 数据核字(2015)第 312464 号

国际互联网(Internet)地址:http://www.jxkjcbs.com
选题序号:KX2015037
图书代码:D15085 - 103

冠心病防治常识

主编/罗伟 吴延庆 姜醒华

责任编辑/范春龙
出版发行/江西科学技术出版社
社址/南昌市蓼洲街 2 号附 1 号
邮编/330009 电话/(0791)86623491 86639342(传真)
经销/各地新华书店
印刷/江西千叶彩印有限公司
版次/2016 年 3 月第 1 版
2017 年 8 月第 3 次印刷
开本/787mm × 1092mm 1/16 10 印张
字数/100 千字
书号/ISBN 978 - 7 - 5390 - 5458 - 2
定价/24.00 元
赣版权登字 - 03 - 2015 - 236